U0133479

常见恶性肿瘤诊治心悟

郑玉玲 著

河南科学技术出版社

·郑州·

图书在版编目（CIP）数据

常见恶性肿瘤诊治心悟 / 郑玉玲著 . —郑州：河南科学技术出版社，2023.4

ISBN 978-7-5725-1012-0

Ⅰ . ①常⋯　 Ⅱ . ①郑⋯　 Ⅲ . ①癌 – 诊疗　 Ⅳ . ① R73

中国版本图书馆 CIP 数据核字（2022）第 244625 号

出版发行：河南科学技术出版社

地址：郑州市郑东新区祥盛街 27 号　　邮编：450016

电话：（0371）65737028　　65788628

网址：www.hnstp.cn

策划编辑：高　杨

责任编辑：高　杨

责任校对：王晓红

封面设计：薛　莲

责任印制：张艳芳

印　　刷：河南匠心印刷有限公司

经　　销：全国新华书店

开　　本：720 mm × 1 020mm　1/16　　印张：19.5　　字数：234 千字

版　　次：2023 年 4 月第 1 版　　2023 年 4 月第 1 次印刷

定　　价：98.00 元

如发现印、装质量问题，影响阅读，请与出版社联系并调换。

作者简介

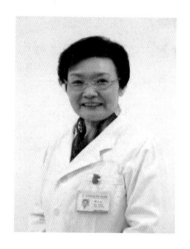

郑玉玲，1978 年毕业于河南中医学院中医系，毕业后长期从事中西医结合诊治肿瘤的医疗、教学和科研工作。二级教授、主任医师、博士生导师，首届岐黄学者，第二届全国名中医，国务院特殊津贴专家，全国第六批、第七批全国老中医药专家学术经验继承工作指导老师。曾先后获国家有突出贡献的中青年专家、全国首届百名杰出女中医、全国卫生系统先进工作者、河南省优秀专家等荣誉称号。

著有《方证对应肿瘤治验实录》《使命——为了母校的春天》，主编有《中西医肿瘤诊疗大全》《癌痛的中西医最新疗法》《实用中西医肿瘤内科治疗手册》《高等院校学科建设探析》《中医经典诵读》等。发表高等教育管理论文 10 篇；医学专业论文 80 篇；获省部级科研成果二等奖 3 项、河南省高等教育教学改革成果特等奖 3 项等。

郑玉玲从事中西医结合防治肿瘤和疑难杂症的研究四十余年，在长期医疗实践中，以传承弘扬国医国粹为己任，积极开展学术研究，善于思考，勤于总结，在肿瘤诊治中，逐步形成了"中医思维为根，顾护正气为本，攻补兼施为纲，综合辨治为目"等独具特色的学术思想。她重视理论和实践的结合，坚持疑难杂症及肿瘤重症的会诊。提倡在实践中学习，在继承中创新。充分发挥中西医诊治肿瘤的各自长处，优势互补，在临床应用中取得了明显的疗效，在国内学术界产生了较大的影响。

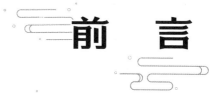

前　言

目前，恶性肿瘤仍然是严重危害人类生命健康的常见病之一。世界各国对此高度重视，投入了大量的人力物力，通过不懈的努力，肿瘤的死亡率有所下降，其5年生存率明显上升。但随着人口老龄化的不断升高、环境的改变，以及不良生活方式的影响，恶性肿瘤的发病及死亡数量仍是触目惊心的。根据2021年2月4日世界卫生组织国际癌症研究机构（IARC）发布的2020年统计数据，全球新发癌症病例1 929万例，其中男性1 006万例，女性923万例；全球癌症死亡病例996万例，其中男性553万例，女性443万例。2020年中国新发癌症病例数457万例，占全球总数量的23.7%，其中男性248万例，女性209万例；中国癌症死亡病例数300万例，占全球总数量的30%，其中男性182万例，女性118万例。以上数据说明恶性肿瘤的预防和诊治形势依然严峻，需要全世界高度重视、共同努力才能战胜这一威胁人民健康的恶性疾病。

笔者长期从事中西医结合治疗恶性肿瘤的临床、教学和科研工作，每周3次门诊，年门诊量约7 200人次。除河南省患者外，还有来自全国26个省份的患者，复诊率为72%，接诊的患者绝大多数是晚期肿瘤患者。笔者临证时，多采用历代医家留下的经方和时方，并结合自己长期的临床经验治疗晚期恶性肿瘤，有相当一部分患者获得较好的疗效。有时根据患者的体质和病理类型将中药与手术、化疗、放疗或靶向治疗联合起来，充分发挥中西医结合治疗恶性肿瘤的优势，避免各自的不足，双管齐下，无缝衔接。中医药能明显增效减毒，提高患者的耐受性，使患者比较安全顺利地度过化疗或放疗，减轻恶性肿瘤患者的痛苦，提高其生存和生活质量。

　　为了能真实完整地记录患者的诊治经过，更好地评估其采用中医药治疗后的效果，总结其中的治疗规律，笔者于2019年着手建立"肿瘤临床诊疗与患者管理一体化平台"。并结合定期跟踪随访制度实现长期、动态的资料管理。平台于2020年8月正式投入使用，经过不断完善，截至2021年12月，系统已建立各类病案5 096例。其中脑肿瘤39例，鼻咽癌20例，甲状腺癌64例，肺癌648例，食管癌177例，胃癌216例，原发性肝癌144例，胰腺癌55例，结直肠癌256例，乳腺癌546例，肾癌48例，膀胱癌33例，子宫颈癌255例，子宫内膜癌74例，卵巢癌116例等。

　　在这些常见的恶性肿瘤病例诊治中，充分体现了笔者长期总结出来的"中医思维为根，顾护正气为本，攻补兼施为纲，综合辨治为目"的学术观点。同时，中医的同病异治、异病同治，以及因人、因地、因时制宜也在平台病例中充分地展现。这些年来，笔者从大量的恶性肿瘤病例诊治过程中积累了诸多心得体悟，其中有经验也有教训，笔者感到有责任和义务把自己的临床感悟分享给同道，接受同行专家的指导。所以，笔者在临床之余认真研究总结肿瘤临床诊疗与患者管理一体化平台的病例，择其要者著成本书，恳请同道指正。

书中病名采用现代医学名称。每一种肿瘤独立成章，每章分4节和医案。第一节均为概述，介绍国内外最新发布该肿瘤的发病率、死亡率及中医文献中对该肿瘤的记载；第二节均为"肿瘤临床诊疗与患者管理一体化平台"对该肿瘤的数据统计，如就诊年龄统计、性别统计、就诊频次统计、就诊原因统计等；第三节均为常用处方统计分析，即经统计整理的治疗该肿瘤的常用处方及累计使用频次，并按照使用频率逐一介绍常用处方的来源、药物名称、临床用量、随症加减情况；第四节均为治疗该肿瘤的心得体会；最后列举数个诊治该肿瘤的详细医案。

每一章的第三节、第四节和诊治医案为本章重点，体现治疗肿瘤患者时的学术观点及选方用药特点。笔者在肿瘤治疗的全过程中，始终是以中医思维为根本，注重顾护人体的正气。在常用"八法"中，运用比较多的是补法、和法、温法、消法和清法。在辨证中多用八纲辨证，脏腑辨证和气血津液辨证；同时注重整体调治与现代医学针对性消瘤手段的有机结合。提出对肿瘤的治疗始终应以患者的整体情况和感受为中心，而不是单纯看瘤体的缩小和消失。在肿瘤治疗过程中所采用的任何手段，只要是超过人体生理机能忍受限度都应特别审慎；同时提出治疗肿瘤不能单纯地依赖药物，而应佐以对患者的心理疏导、调整饮食结构、改善睡眠质量，以及锻炼方式等的指导。这种全方位的诊疗方式和人文关怀才能产生最佳的治疗效果。

本书适合中医临床医生和中西医结合临床医生参阅，望其在遇到同类肿瘤患者时能有一些借鉴和启发。但用药如用兵，法无定法，方无定方，临证时需根据每一位患者的病情不同，应因人而异，因地而异，更应因患者体质而异。

在本书的撰写过程中，朱燃培做了大量的整理工作，王颖睿、刘梦雅、李晨晨、袁子博等均对此书给予了一定帮助，在此一并表示衷心的感谢。

由于本人水平有限，书中可能有很多不足之处，敬请读者不吝赐教。

郑玉玲

2022 年 5 月 11 日

目　录

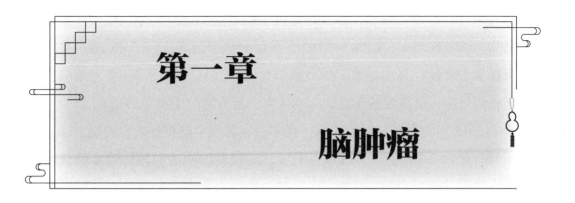

第一节 ※ 概 述

生长于颅内的肿瘤通称为脑肿瘤，包括起源于颅内各种组织的原发性肿瘤和由身体其他位转移到颅内的继发性肿瘤，如脑膜瘤、垂体腺瘤、颅后窝肿瘤、胶质瘤、生殖细胞瘤等多种类型。相关数据表明，脑肿瘤发病率约占全身肿瘤的2%。按照病理性质进行划分，可以分为良性肿瘤和恶性肿瘤两种类型，其中，良性脑肿瘤主要包含脑膜瘤、垂体腺瘤、颅后窝肿瘤等，良性肿瘤生长缓慢，具有完整包膜，不浸润周围组织分化。恶性脑肿瘤主要包含胶质瘤、生殖细胞瘤、恶性脑膜瘤等，恶性肿瘤生长较快，无包膜和明显界限。其中脑胶质瘤呈浸润性生长，手术难以完全切除。

根据美国脑肿瘤注册中心（Central Brain Tumor Registry of the United States， CBTRUS）统计，胶质瘤约占所有中枢神经系统肿瘤的27%，

约占恶性肿瘤的 80%；在原发性恶性中枢神经系统肿瘤中，胶质母细胞瘤（Glioblastoma，GBM）WHO Ⅳ级的发病率最高，占了 46.1%，且男性多于女性；其次是弥漫性星形细胞瘤。GBM 的发病率随着年龄的增长而增加，最高发的年龄为 75~84 岁，新诊断的中位年龄是 64 岁。根据 2015 年肿瘤登记数据显示，我国每年新发中枢神经系统肿瘤 10.6 万例，死亡 5.6 万例。2021 年 2 月 4 日，世界卫生组织国际癌症研究机构发布《2020 全球癌症报告》，我国脑肿瘤发病率居前 10 位以后，但死亡率却进入前 10 位。2020 年，中国死亡癌症 300.2 万例，其中神经系统肿瘤死亡 6.5 万例，占比 2.2%，死亡率位居中国死亡癌症第 7 位；2020 年中国男性死亡癌症 182 万例，其中神经系统肿瘤死亡 3.4 万例，占比 1.8%，死亡率位居中国男性死亡癌症第 9 位；中国女性死亡癌症病例 118.3 万例，其中神经系统肿瘤死亡 3.2 万例，占比 2.7%，为中国女性死亡癌症第 10 位。

由于世界范围内脑肿瘤相对低发，且种类繁多，良恶性不同，其临床症状、体征、预后存在较大异质性，故目前脑肿瘤的病因学机制还不甚清楚。但已明确脑肿瘤的发病风险与年龄密切相关，且随着年龄的增长，其风险逐渐增加。例如，我国脑肿瘤在所有年龄组均有发生，但低年龄组发病率较低，发病水平从 35 岁开始随年龄增长迅速升高。

目前确定的脑肿瘤危险因素是暴露于高剂量电离辐射和与罕见综合征相关的高外显率基因遗传突变。过敏症或过敏史与脑肿瘤的发病风险降低相关；而手机的电磁辐射、某些病毒感染、酒精使用、超重和肥胖、吸烟、职业相关因素等与脑肿瘤的相关性尚无定论。

据统计，成人脑肿瘤 5 年生存率约为 32%，目前脑肿瘤的防治形势不容乐观。据全球 59 个国家 286 个登记处的数据显示，2010~2014 年脑肿瘤的标化 5 年净生存率大多在 20%~40%，与 2000~2004 年相比，生存率的改善并不明显。

早期脑肿瘤并无明显特异症状，头疼、癫痫等在普通人群中常见，且尚无可在普通人群中开展的简易、有效的早期脑肿瘤筛查技术。目前，脑肿瘤的二级预防手段缺失，脑肿瘤的流行病学和病因学特征还有较多需要研究之处，目前除了尽量避免暴露于电离辐射外，国际癌症研究机构仍无其他有效的脑肿瘤一、二级预防措施推荐。

中医古籍等未见脑肿瘤明确病名，可归于"厥逆""头痛""真头痛""头风"等。《素问·奇病论》指出："当有所犯大寒，内至骨髓，髓者以脑为主，脑逆故另头痛，齿亦痛，病曰厥逆。"《灵枢·大惑论》曰："上属于脑，后出于项中。故邪中于项，因逢其身之虚……入于脑则脑转，脑转则引目系急，目系急则目眩以转矣。"《灵枢·厥》曰："真头痛，头痛甚，脑尽痛，手足寒至节，死不治。"《济生方·头痛论治》中记载"痛引脑巅，甚而手足冷者，名曰真头痛。非药之能愈"。

中医认为，头为诸阳之会，为髓之海，又为人体重要的奇恒之腑，和五脏六腑有着紧密的联系，尤与心、肝、肾的关系密切。因先天禀赋不足，髓海失养，肾精亏虚，加之后天内伤七情，肝郁脾虚，气滞痰阻，格于奇恒之腑。或因外感风、寒、暑、湿、燥、火等邪气，影响人体经络的通畅，邪阻络脉，瘀滞在脑，最终均会致气血痰湿瘀结，而成脑肿瘤。脑为先天之精所生，脑肿瘤多为髓海之病。由于先天禀赋不足，脾胃受损，导致升降失常，运化失司，痰湿内生，痰瘀阻络，气血运行受阻，瘀痰内阻于脑络，日久则脑内成癥瘕。其中尤以痰湿结聚、蒙蔽清窍为主。

目前对脑肿瘤的治疗主要采用中西医结合的方法。现代医学对脑肿瘤的治疗手段主要是手术、放疗、化疗、介入治疗、靶向治疗等。中医药则对缓解脑肿瘤引起的颅内压增高、脑水肿、头疼等症状有较好的疗效，对术后、放疗、化疗后的副作用有明显的减毒增效的效果。

第二节 ※ 39 例脑肿瘤基本情况分析

笔者从 2019 年着手建立"肿瘤临床诊疗与患者管理一体化平台"系统，2020 年 8 月正式投入使用，后续经过不断完善，现该平台数据已有 5 096 例患者。从该系统整理出 2018 年 1 月至 2021 年 12 月的在河南中医药大学第一附属医院门诊及河南中医药大学第三附属医院门诊就诊的脑肿瘤患者共 39 例，累计就诊频次为 85 次。其中，男性患者 17 例，占比 43.59%，女性患者 22 例，占比 56.41%。就诊患者中年龄最小的 6 岁，最大的 74 岁，年龄在 51~60 岁的患者人数最多，为 19 例，占比 48.72%；61~70 岁，为 14 例，占比 35.90%；41~50 岁，为 8 例，占比 20.51%；31~40 岁，为 6 例，占 15.38%。39 例患者中因放疗、化疗后不良反应前来就诊者最多，为 21 例，占比 53.85%；术后欲中药调理、维持巩固、预防复发者有 10 例，占 25.64%；因自身原因不能手术、放疗、化疗等治疗，前来寻求中医药保守治疗者有 7 例，占比 17.95%；因术前欲服用中药调理身体 1 例，占比 2.56%。39 例患者，其中脑胶质瘤 28 例，占比 71.79%；脑膜瘤 8 例，占比 20.51%；脑神经系统瘤 1 例，占比 2.56%；脑转移瘤 1 例，占比 2.56%；脑干占位，病理不明者 1 例，占比 2.56%。

第三节 ※ 常用处方分析

经笔者统计整理后，脑肿瘤患者在门诊治疗中共计使用 36 个处方，累计使用频次为 112 次。使用频率高的前 5 位方剂排序如表 1 所示。

表 1　使用频率高的前 5 位方剂

排序	方剂	频数	频率（%）
1	定痫丸	35	41.18
2	五苓散	18	21.18
3	镇静安神颗粒	6	7.06
4	小柴胡汤	4	4.71
5	大安丸	4	4.71

注：频数 = 该方在累计就诊频次中的使用次数；频率 = 频数 / 累计就诊频次 ×100%

一、定痫丸

⊕ **方剂出处**　《医学心悟》

⊕ **原文记载**

《医学心悟·卷四》："痫者，忽然发作，眩仆倒地，不省高下，甚则瘛疭抽搐，目斜口㖞，痰涎直流，叫喊作畜声，医家听其五声，分为五脏。如犬吠者，肺也；羊嘶者，肝也；马鸣者，心也；牛吼者，脾也；猪叫者，肾也。虽有五脏之殊，而为痰涎则一，定痫丸主之。既愈之后，则用河车丸以断其根。"

《幼幼集成》："集成定痫丸治小儿痫证，从前攻伐太过，致中气虚衰，脾不运化，津液为痰，偶然有触，则昏晕卒倒，良久方苏。此不可见证治证。盖病源深固，但可徐图，唯以健脾补中为主，久服痰自不生，痫自不作矣。倘系年深日久者，与河车八味丸间服。无不愈者。"

方剂组成

天麻 30g，川贝母 30g，半夏 30g，茯苓 30g，茯神 30g，

胆南星 15g，石菖蒲 15g，全蝎 10g，僵蚕 10g，琥珀 5g，

陈皮 12g，远志 30g，丹参 12g，麦冬 30g。

⊕ **适用证候**

脑肿瘤属于风痰蕴热型。症见脑肿瘤患者伴发癫痫，神志不清，头懵头晕，呕吐痰涎，舌苔白厚腻，脉弦数。

⊕ **加减应用**

食欲差者，加炒麦芽、炒神曲、鸡内金以健胃和中；乏力明显者，加党参、太子参、山药等健脾益气；病久入络者，加水蛭增强化瘀之力。

二、五苓散

⊕ **方剂出处**　《伤寒论》

⊕ **原文记载**

《伤寒论·辨太阳病脉证并治第六》："太阳病，发汗后，大汗出，胃中干，烦躁不得眠，欲得饮水者，少少与饮之，令胃气和则愈。若脉浮，小便不利，微热，消渴者，以五苓散主之。胃中干而欲饮，此无水也，与水则愈，小便不利而欲饮，此蓄水也，利水则愈。同一渴而治法不同，盖由同一渴而渴之象不同，及渴之余症亦各不同也。"

《伤寒论·辨阳明病脉证并治第八》："太阳病，寸缓、关浮、尺弱，皆为虚象。其人发热汗出，复恶寒、不呕，但心下痞者，此以医下之也。如其不下者，病患不恶寒而渴者，此转属阳明也。此属实邪。小便数者，大便必硬，不更衣十日，无所苦也，渴欲饮水者，少少与之，但以法救之，

随症施治，不执一端。渴者与五苓散。如其渴不止，五苓散亦一法也。"

"霍乱头痛，发热，身疼痛，热多，欲饮水者，五苓散主之。此亦表里同治之法。"

方剂组成

茯苓 30g，泽泻 12g，猪苓 30g，桂枝 15g，白术 12g。

⊕ 适用证候

脑肿瘤患者伴颅内压升高者。症见小便不利、头痛微热、烦渴欲饮，甚则水入即吐；或脐下动悸，吐涎沫而头目眩晕；或短气而咳；或水肿、泄泻。舌质淡，水滑苔，脉沉。

三、镇静安神颗粒汤

⊕ 方剂出处　自拟方

方剂组成

牡蛎 30g，珍珠母 30g，炒酸枣仁 30g，制远志 15g，夜交藤 15g，灯心草 3g。

⊕ 适用证候

肿瘤患者。症见失眠心烦，焦虑难安，多梦或噩梦缠绕，神疲乏力，纳呆食少，舌淡红或淡暗，脉沉或沉弦。

四、小柴胡汤

⊕ 方剂出处　《伤寒论》

⊕ **原文记载**

《伤寒论·辨太阳病脉证并治第六》："太阳病，十日以去，脉浮细而嗜卧者，外已解也。设胸满胁痛者，与小柴胡汤；脉但浮者，与麻黄汤。"

"伤寒五六日，中风，往来寒热，胸胁苦满，嘿嘿不欲饮食，心烦喜呕，或胸中烦而不呕，或渴，或腹中痛，或胁下痞硬，或心下悸、小便不利，或不渴、身有微热，或咳者，小柴胡汤主之。"

"得病六七日，脉迟浮弱、恶风寒、手足温，医二三下之，不能食而胁下满痛，面目及身黄，颈项强，小便难者，与柴胡汤，后必下重。本渴饮水而呕者，柴胡汤不中与也，食谷者哕。"

方剂组成

柴胡12g，人参15g，黄芩6g，半夏12g，炙甘草6g，生姜6g，大枣6枚。

⊕ **适用证候**

脑肿瘤患者属枢机不利者。症见发热，胸胁胀满，心烦，恶心呕吐，食欲低下，舌苔白腻或黄腻，脉沉弦。

⊕ **加减应用**

汗多者，加浮小麦、煅牡蛎、煅龙骨收敛止汗；失眠者，加炒酸枣仁、柏子仁、合欢花、夜交藤养心安神。

五、大安丸

⊕ **方剂出处** 《丹溪治法心要》

⊙ **原文记载**

《丹溪治法心要》："大安丸，健脾胃、消饮食。山楂、白术各二两，茯苓、神曲、炒半夏各一两，陈皮、莱菔子（炒）、连翘各五钱。上末之，炊饼丸。一方无白术，名保和丸。"

《医方集解》："治食积饮停，腹痛泄泻，痞满吐酸，积滞恶食，食疟下痢。（伤于食饮，脾不运化，滞于肠胃，故有泄痢、食疟等证。伤而未甚，不欲攻以厉剂，唯以平和之品消而化之，故曰保和。）"

《医宗金鉴》："惊痘者，多缘痘毒之火触动心神，移热于肝，肝风与心火相搏，遂成是证。治法须别始终：如痘未出，而先发搐者，不可纯用寒凉壅闭其毒，唯以清解散疏散表邪，痘出而搐自止矣。若痘已见形，仍抽搐不止者，此毒火内伏心经也，宜用导赤散加黄连治之，靥后发抽者，是真气虚弱，火邪内攻，以宁神汤主之。痘后食蒸发搐者，此脾胃虚弱，必面黄，潮热，大便酸臭，宜木香大安丸治之。"

方剂组成

炒山楂 15g，白术 15g，炒神曲 15g，半夏 12g，茯苓 30g，陈皮 15g，莱菔子 15g，连翘 15g。

⊙ **适用证候**

脑肿瘤为脾胃虚弱者。症见食欲低下或食之无味，不思饮食，脘腹胀满，大便干结等。

⊙ **加减应用**

腹胀者，加木香、厚朴行气除胀；口干者，加麦门冬、石斛养阴生津；消化不佳者，加鸡内金健脾消食。

六、半夏白术天麻汤

⊕ **方剂出处**　《医学心悟》

⊕ **原文记载**

《医学心悟·卷四》："眩，谓眼黑，晕者，头旋也，古称头旋眼花是也。其中有肝火内动者，经云'诸风掉眩，皆属肝木是也，逍遥散主之'。有湿痰壅遏者，书云'头旋眼花，非天麻、半夏不除是也，半夏白术天麻汤主之'。"

《历代名医良方注释》："诸风掉眩，皆属于肝。肝风内动，痰浊上扰，故眩晕头痛；痰阻气滞，故胸膈痞闷。痰厥头痛，非半夏不能疗；眼黑头晕，风虚内作，非天麻不能除。故方中以半夏燥湿化痰，天麻熄风止眩晕，二药合用为主药，以治风痰眩晕头痛；白术、茯苓健脾祛湿，以治生痰之源，为辅药；橘红理气化痰，甘草、生姜、大枣调和脾胃，均为佐使药。诸药相合，方简力宏，共同体现化痰熄风，健脾祛湿之功。"

《医方集解》：此足太阴药也。痰厥头痛，非半夏不能除（半夏燥痰而能和胃）；头旋眼黑，虚风内作，非天麻不能定（天麻有风不动，名定风草）。黄芪、人参甘温，可以泻火，亦可以补中；二术甘苦而温，可以除痰，亦可以益气。（祛湿故除痰，健脾故益气。）苓、泻泻热导水；陈皮调气升阳；神曲消食，荡胃中滞气；麦芽化结，助戊己运行（胃为戊土，脾为己土）；干姜辛热，以涤中寒；黄柏苦寒，酒洗，以疗少火在泉发躁也。

方剂组成

半夏 15g，天麻 30g，茯苓 30g，橘红 12g，白术 12g，甘草 9g，生姜 3g。

⊕ **适用证候**

脑肿瘤属风痰上扰证。症见眩晕，头痛，胸膈痞闷，恶心呕吐，舌苔白腻，脉弦滑。

⊕ **加减应用**

眩晕者，加钩藤平肝熄风；神志不清者，加远志、石菖蒲开窍醒神；恶心欲吐者，加姜竹茹、旋覆花降逆止呕。

七、十味温胆汤

⊕ **方剂出处** 《世医得效方》

⊕ **原文记载**

《世医得效方》："十味温胆汤，治心胆虚怯，触事易惊，梦寐不祥，异象感惑，遂致心惊胆慑，气郁生涎，涎与气搏，变生诸证。或短气悸乏，或复自汗，四肢浮肿，饮食无味，心虚烦闷，坐卧不安。"

《三因极一病证方论·卷之九》："治大病后虚烦不得眠，此胆寒故也，此药主之。又治惊悸。"

《三因极一病证方论·卷之十》："治心胆虚怯，触事易惊，或梦寐不祥，或异象惑，遂致心惊胆慑，气郁生涎，涎与气搏，变生诸证。或短气悸乏，或复自汗，四肢浮肿，饮食无味，心虚烦闷，坐卧不安。"

《医方集解·和解之剂》："此足少阳、阳明药也。橘、半、生姜之辛温，以之导痰止呕，即以之温胆；枳实破滞；茯苓渗湿；甘草和中；竹茹开胃土之郁，清肺金之燥，凉肺金即所以平肝木也。如是则不寒不燥而胆常温矣。"

方剂组成

清半夏 12g，枳实 15g，陈皮 12g，茯苓 30g，酸枣仁 30g，远志 30g，五味子 9g，熟地黄 30g，党参 30g，炙甘草 6g，生姜 5 片，大枣 1 枚。

✿ 适用证候

脑肿瘤患者属心虚胆怯，痰浊内扰证。症见触事易惊，惊悸不眠，夜多噩梦，短气自汗，耳鸣目眩，四肢浮肿，饮食无味，胸中烦闷，坐卧不安，舌淡苔腻，脉沉缓。

✿ 加减应用

伴痰热者，加黄连、瓜蒌、制南星清化痰热；血虚者，加当归、龙眼肉养血补虚；失眠者，加炒酸枣仁、柏子仁、夜交藤宁心安神。

八、金匮肾气丸

✿ 方剂出处　《金匮要略》

✿ 原文记载

《金匮要略·卷上》："夫短气有微饮，当从小便去之，苓桂术甘汤主之，肾气丸亦主之。"

"男子消渴，小便反多，以饮一斗，小便一斗，肾气丸主之。"

"问曰：妇人病，饮食如故，烦热不得卧，而反倚息者，何也？师曰：此名转胞，不得溺也，以胞系了戾，故致此病。但利小便则愈，宜肾气丸主之。"

方剂组成

熟地黄 30g，山药 30g，山茱萸 15g，牡丹皮 12g，茯苓 15g，泽泻 12g，桂枝 12g，制附子 6g。

⊕ **适用证候**

脑肿瘤患者属肾阳不足证。症见头部昏沉，全身乏力，畏寒怕冷，四肢冰凉，口淡不渴，夜尿频，男性遗精、滑精，舌淡白，脉沉无力。

⊕ **加减应用**

虚寒明显者，加肉桂温补肾阳；头痛者，加吴茱萸散寒降浊止痛；小便频者，加桑螵蛸、益智仁益精固尿。

九、黄芪桂枝五物汤

⊕ **方剂出处**　《金匮要略》

⊕ **原文记载**

《金匮要略·血痹虚劳病篇》："血痹阴阳俱微，寸口关上微，尺中小紧，外证身体不仁，如风痹状，黄芪桂枝五物汤主之。"

《金匮要略论注》："此由全体风湿血相搏，痹其阳气，使之不仁。故以桂枝壮气行阳，芍药和阴，姜、枣以和上焦荣卫，协力驱风，则病原拔，而所入微邪亦为强弩之末矣。此即桂枝汤去草加芪也，立法之意，重在引阳，故嫌甘草之缓小。若黄芪之强有力耳。"

《血证论》："身体不仁，四肢疼痛，今名痛风，古曰痹证。虚人感受外风，客于脉分则为血痹。仲景用黄芪五物汤，以桂枝入血分，行风最效。失血家血脉既虚，往往感受外风，发为痹痛，或游走不定，或滞着一处，宜黄芪五物汤，重加当归、丹皮、红花。"

《长沙药解》："黄芪桂枝五物汤，黄芪三两，桂枝三两，芍药三两，生姜六两，大枣十二枚。治血痹，身体不仁，状如风痹，脉尺寸关上俱微，尺中小紧。以疲劳汗出，气蒸血沸之时，安卧而被微风，皮毛束闭，营血凝涩，卫气郁遏，渐生麻痹。营卫阻梗，不能煦濡肌肉，久而枯槁无知，遂以不仁。营卫不行，经络无气，故尺寸关上俱微。营过木陷，郁动水内，而不能上达，故尺中小紧。大枣、芍药，滋营血而清风木，姜、桂、黄芪，宣营卫而行瘀涩，倍生姜者，通经而开痹也。"

方剂组成

黄芪 30g，桂枝 18g，芍药 15g，生姜 12g，大枣 4 枚。

⊕ 适用证候

脑肿瘤患者化疗后遗症。症见手脚麻木，肌肤不仁，四肢冰凉，怕冷，面色苍白，舌淡白，苔少，脉沉等。

⊕ 加减应用

阳虚明显者，加制附子、桂枝、阳起石温补命门之火；血虚明显者，加阿胶、当归、熟地益精填髓；气虚者，加太子参、党参健脾益气。

第四节 ※ 临床诊治心悟

笔者在临床上接诊的脑肿瘤患者均是手术和放疗、化疗后的患者，这些患者虽经以上治疗手段后，脑肿瘤切除或缩小了，但遗留诸多后遗症，如头痛、头晕、恶心等，严重影响患者的生存质量，并且脑肿瘤手术难以完全切除干净，术后极易复发，西医预防措施尚不足。笔者在临床之中采用中医辨证治疗后，可以有效消除或缓解患者的痛苦症状，改善其生存质量和延长生存期，且通过中药治疗，在一定程度上可以起到巩固疗效，预防疾病再发的效果。现将笔者治疗脑肿瘤的临床心悟总结如下。

一、痰湿蒙蔽为基本病机

　　脑肿瘤征象为脑部实质性肿块，为风痰瘀血结聚于清窍。病位虽在脑，但涉及多个脏腑，病性属本虚标实。历代文献记载脑肿瘤的病因颇多，如饮食不当、情志内伤、脏腑虚损等，但最终均会致气血痰湿瘀结，其中尤以痰湿结聚、蒙蔽清窍为主。《丹溪心法》言"痰之为物，随气升降，无处不到""风为百病之长""百病皆由痰作祟"，风和痰证可见于很多神经系统疾病，古人有"风痰多奇症"之说。脑为清窍，为诸阳之首，其位居高，邪难外犯，唯痰湿之邪。痰性流动，居无定处，湿性黏腻不去，流停于脑，清阳不升，邪居其位，气机壅滞，则为脑肿瘤。另脑部结构较为特殊，不少除痰散结之药对体内肿瘤有效而对脑肿瘤无效，可能与血脑屏障有关，故可适当选用虫类药，叶天士称："虫蚁飞者升，走者降，灵动迅速，追拔沉混气血之邪。"全蝎、僵蚕引药入脑窍，增强诸药清上窍之效。笔者在临床之中多以定痫丸为基础方加减治疗。定痫丸临床多用于风痰蕴热痫病发作，但不能认为此方仅是涤痰熄风、开窍安神的祛痰剂。定痫丸主治作用广泛，脑肿瘤便是其一大应用。

二、化痰利湿为治疗常法

　　《黄帝内经》（以下简称《内经》）云："清阳出上窍，浊阴出下窍。"清窍之位为外邪所占，清阳不得上行濡养，浊阴无法下达外行，上下不通，气机阻滞益甚，则窍腑不通，上下两实，其病益甚。临床中，浊阴不降或上干清窍，则瘀毒滞留，气血瘀滞，津液停聚，痰湿凝结，蒙蔽清窍。患者表现为头晕头痛、偏瘫麻木、感觉异常等。脑为清虚之府，受邪易病。癌毒内侵，内外失和，是脑肿瘤病理状态的形成。故治疗上应以清利上窍、通达下窍为常法，清上以宜下，通下而助上。笔者在临证之中多询问患者大便情况，确保患者大便通畅，一则通下以利上，二则使邪有出路，使痰湿等浊邪可排出体外，如此则清阳可升，脑窍可利。对于脑肿瘤患者，临床极易伴发颅内压升高、脑水肿等，此类患者西医治疗大都是脱水降颅压、通腑降颅压，这与中医治疗清上利下的思路是一致的。笔者临证中对于脑水肿者多合用五苓散，本方药少力专，水为阴物，非阳无以化，五苓散为温阳化气利水的代表方剂，用之最为合适。又搭配一些润肠泻下通便之药，如大黄、芒硝、厚朴、莱菔子之类，或合用承气汤，使患者全身畅通。

三、安神定志为善后之本

风性善行数变，痰性流窜，风挟痰来，痰因风动，因痰而阻，清窍不明，神志不安。痰可生风，痰热内伏，复为情志、饮食、烦劳所触动，情志抑郁或晦怒伤肝，肝失疏泄，气机郁结化火，致肝阳亢盛，内生肝风。风能生热，痰亦能生热，热能生风亦能生痰，热郁久化为火毒。风、痰、毒互结上窜于脑，发为脑肿瘤。临床脑肿瘤患者多伴发神志异常，如记忆力下降、痴呆等，严重者疾病复发，此多因伏痰内动，扰乱神明，神识昏蒙，因风邪而益甚，故熄风为后期治疗之本。常用药物有天麻、全蝎、胆南星、白芥子、羚羊角（水牛角替代）、石决明等，常用方剂有定痫丸、温胆汤、涤痰汤、半夏白术天麻汤等。脑肿瘤患者可因神识不清，意志不安，则言语错乱，严重影响其生活质量，故安神定志亦为后期治疗之本。常用药物有远志、石菖蒲、合欢花、益智仁等。

诊治脑肿瘤医案

朱某，男，44岁。患者2019年3月3日骑车不慎摔倒，因脑部外伤于郑州市某医院住院治疗。诊断结果为"小脑胶质瘤"。病理检查示：局部神经原纤维背景中见一些增生的胶质细胞及一些圆形孢子样物。免疫组化标记：异柠檬酸脱氢酶（IDH）、神经胶质酸性蛋白（GFAP）、S-100、抗波形丝蛋白（Vimentin）、少突胶质细胞转录因子2（OLig-2）、P53、ATRX、C034、Ki67并做PAS、六胺银染色协诊。2021年3月18日补充诊断，免疫组化送检结果示：局部神经原纤维背景中见少量增生的胶质细胞，细胞排列紊乱，无明显异型性，符合低级别胶质瘤。患者再三思量后未行手术放疗、化疗，决定采取保守治疗，遂于我院就诊。

2019年4月22日初诊：偶头晕，左头部刺痛，痛处固定；平素性情急躁，晨起轻微口苦；大便干结，2~3日一行，需服通便药；寒热调，纳眠可，舌质偏红，苔薄白，兼有齿痕，脉弦滑。

西医诊断： 小脑胶质瘤。

中医辨证： 风痰挟瘀，蒙蔽清窍，腑气不通。

治法： 涤痰熄风，化瘀开窍，通腑降浊。

处方： 竹沥汁30mL，石菖蒲30g，麦门冬30g，茯神30g，茯苓30g，陈皮15g，丹参12g，姜半夏15g，浙贝母30g，胆南星10g，琥珀5g（研磨冲服），远志15g，天麻15g，全蝎5g，僵蚕15g，夏枯草30g，莪术15g，桃仁12g，赤芍30g，莱菔子15g，大黄6g，厚朴12g，枳实6g，川芎12g，葛根15g，生姜汁15mL，炙甘草6g。

煎服法：	15剂，水煎服，每日1剂。每剂头煎、二煎共取药汁400mL，混合后分2次服，即上午10时，下午4时服药，每次200mL。

2019年5月10日二诊：上方效可，头晕缓解，头痛较前出现次数减少，大便已通顺。现症见：晚上双腿发困，凌晨四五时易醒，醒后难以入睡；舌质偏红，舌苔薄白，兼有齿痕，脉浮弦滑。辨其病机为风痰挟瘀，兼阻经络。治以熄风涤痰，化瘀开窍，通经活络。

处方：上方去莱菔子、大黄、厚朴、枳实，加桂枝12g，木瓜12g，川牛膝15g，伸筋草10g，神曲15g。30剂，煎服法同上。

2019年9月22日三诊：间断服上方3个月，效可。9月9日于郑州某医院复查结果，胶质瘤大小较之前相仿。双腿沉困情况明显减轻。现症见：不慎饮凉后自觉消化能力变差，一日食两顿饭，晚上饭后感撑胀，难以入睡。偶有恶心，吐酸苦水，上腹部痞塞不通，有嘈杂感；时觉乏力；眠可，二便正常；舌质淡红，舌苔黄腻，脉弦滑。辨其病机为胆胃不和，痰热内扰。治以理气化痰，清胆和胃，熄风涤痰。

处方：姜竹茹12g，姜半夏12g，枳实9g，茯苓15g，陈皮12g，厚朴12g，酸枣仁30g，五味子9g，党参30g，熟地黄15g，黄芪30g，远志15g，石菖蒲15g，夏枯草30g，浙贝母30g，莪术15g，路路通6g，胆南星10g，天麻15g，全蝎5g，甘草6g，生姜6g，大枣3g。30剂，煎服法同上。

2019年12月16日四诊：服上方1个月，效可。食欲增，恶心症状消失，气力增。现症见：偶有头昏，不清醒感，头不疼，纳眠可，二便正常；舌质淡红，舌苔薄白，脉浮滑；余无明显不适症状。辨其病机为风痰上扰，正气不足。治以熄风涤痰，兼扶正气。

处方： 竹沥汁 30mL，石菖蒲 30g，麦门冬 30g，茯神 30g，茯苓 30g，陈皮 15g，丹参 12g，姜半夏 15g，浙贝母 30g，胆南星 10g，琥珀 5g（研磨冲服），远志 15g，天麻 15g，全蝎 5g，僵蚕 15g，夏枯草 30g，莪术 15g，党参 30g，当归 30g，黄芪 30g，女贞子 15g，川芎 12g，葛根 15g，生姜汁 15mL，炙甘草 6g。30 剂，煎服法同上。嘱其服药后若无其他不适症状，可于当地继续拿药，间断服用，定期复查。截至本书编写前随访患者，告知便秘、头晕、头疼、双腿沉困症状基本消失，精神、饮食、睡眠均与常人无异。定期复查，病情平稳。

按语

本例患者为中年男性，体型壮硕，体质较好，且未行手术、放疗、化疗等治疗。故首诊在"风痰挟瘀，蒙蔽清窍，腑气不通"的病机基础上，以全蝎、僵蚕、天麻平肝熄风，姜半夏、浙贝母、胆南星化痰散结，全方共合"风痰上扰"的基本病机而设。瘀阻脑窍加桃仁、赤芍、丹参活血化瘀；腑气不通加莱菔子、大黄、厚朴、枳实通腑顺气降浊；石菖蒲、茯神、琥珀、远志开窍宁神；川芎、葛根引药上行；更需加夏枯草、莪术依托自身未衰之正气，增其抑瘤、消瘤之力。二诊大便已通，恐更服伤其脾胃阳气，故去莱菔子、大黄、厚朴、枳实；夜间双腿沉困，因其日西阳气已虚，加之卧床气血周流速度减慢，更有外寒侵袭、风痰阻络之嫌，故合桂枝、木瓜、川牛膝、伸筋草疏风散寒，舒筋活络；患者头晕、头疼症状虽有减轻，但仍需夏枯草、莪术、桃仁、赤芍等物，合其定痫丸基本方缓消癥积。三诊患者因饮食不当伤其中焦脾胃，合其本身湿热体质而致胆胃不和，痰热内扰。气血生化之源受损故见纳差、乏力。故以基本方合十味温胆汤加减，清胆和胃之余又兼益气养血、化痰消积。四诊除偶有头昏，余证均消，病情稳定，故在基本方之上更增党参、当归、黄芪、女贞子匡扶正气之本，达祛瘀不伤正之意。

恶性肿瘤是全身性疾病在局部的表现。因此，在肿瘤的辨证论治中，不仅要关注瘤体，更要关注患者全身气血合脏腑功能的调理。通过采集症状、辨证审因、综合分析，得出患者体质之偏颇。坚持中医思维，运用中医整体观念和基本理论辨证，对肿瘤进行全过程理法方药的诊疗，扶正祛邪相合纠正患者机体偏颇之脏腑，才可减轻手术并发症和后遗症，杜绝恶性肿瘤的继发性发展。

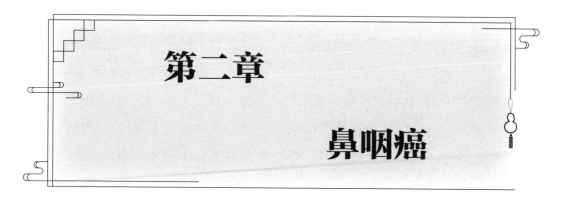

第一节 ※ 概 述

鼻咽癌是指发生于鼻咽腔顶部和侧壁的恶性肿瘤，为耳鼻咽喉恶性肿瘤之首，发病率以广东、广西地区为多，由南向北递减，南方发病率约为北方的 30 倍，男性为女性的 2~3 倍，多发于 20 岁以上的人群，45~60 岁为发病高峰期。全球每年鼻咽癌新发病例约 8 万例，中国人群的鼻咽癌发病（1.9/10 万）明显高于世界平均水平（1.2/10 万），位居全球鼻咽癌发病的第 18 位，全球每年鼻咽癌死亡约 5 万例，中国人群的鼻咽癌死亡（1.2/10 万）也高于世界平均水平（0.7/10 万），位居全球鼻咽癌死亡的第 23 位，2018 年全球新确诊鼻咽癌 12.9 万例，其中 6 万多例在中国，中国以约 20% 的人口负担全球鼻咽癌发病死亡约 40%，进一步表明中国目前的鼻咽癌负担在世界占有较大比重。

EB 病毒的感染与鼻咽癌的发生关系密切。食用腌制食品、槟榔、富含饱和脂肪及高热量食物，吸烟，接触木屑、甲醛、棉尘颗粒、职业暴露等均为鼻咽癌发生的危险因素，而食用新鲜果蔬、少量饮酒则可预防该病发生。因其起病隐匿，早期临床症状不典型，发病早期易被漏诊，中国鼻咽癌患者的5年相对生存率为80%，明显低于欧美国家。

手术、放疗、化疗相结合的综合治疗是鼻咽癌的主要治疗手段，特别是放疗，在早期鼻咽癌的治疗中发挥着重要作用。一部分患者可以达到临床治愈，但也会伴随着一系列不良反应，如唾液腺损伤造成的口咽干燥将会伴其终身，极大地降低了患者的生活质量。中医药辅助治疗可以明显缓解患者的不适症状，具有很大优势。

我国古代医学典籍中无鼻咽癌病名的记载，根据其临床表现，将其归属于"鼻渊""上石疽""鼻衄""真头痛""失荣""控脑砂""颃颡岩"等范畴。《医宗金鉴》云："鼻窍中时流黄色浊涕……若久而不愈，鼻中淋沥腥秽血水……即名控脑砂。"此外，我国古代医家已经注意到了鼻咽癌发病的地域差异，《医碥·卷六》云："岭南地卑土薄，土薄则阳气易泄，人居其地，腠理汗出，气多上壅。"指出鼻咽癌好发于岭南地区，多因其地卑土薄的地理环境和气候因素，导致疾病邪气及人群的特定体质，故而多发此病。其病位在鼻，与多脏关系密切，病因为本虚标实，以阳气亏虚为本，湿、热、痰、毒、瘀郁结为标，治疗当解毒化瘀、清热化痰、祛邪散结、养正消积为主。

第二节 ※ 20 例鼻咽癌基本情况分析

笔者从"肿瘤临床诊疗与患者管理一体化平台"系统中整理出自2018年1月至2021年12月于河南中医药大学第一附属医院门诊及河

南中医药大学第三附属医院门诊就诊鼻咽癌患者共 20 例，累计就诊频次为 63 次。其中男性患者 12 例，占比 60%，女性患者 8 例，占比 40%，男女比例约为 3 : 2。就诊患者年龄最小的 20 岁，最大的 75 岁，年龄呈正态分布，11~20 岁、71~80 岁的患病人数，均为 1 例，各占比 5%；21~30 岁，为 2 例，占比 10%；31~40 岁，为 5 例，占比 25%；41~50 岁，为 3 例，占比 15%；51~60 岁、61~70 岁，均为 4 例，各占比 20%。20 例患者中因术后、放疗、化疗带来的不良反应及痛苦症状寻求中药治疗人数最多，有 16 例，占比 80%；以术后寻求中药治疗预防复发的患者有 3 例，占比 15%；因术后复发寻求中药治疗的患者有 1 例，占比 5%。按照病理类型区分上述 20 例鼻咽癌就诊患者，角化型鳞状细胞癌 1 例，占比 5%，其余 19 例鼻咽癌患者均为非角化型鳞状细胞癌，占比 95%。

第三节 常用处方分析

经笔者统计整理后，鼻咽癌患者在门诊治疗中共计使用 30 个处方，累计使用频次 82 次。使用频率高的前 10 位方剂排序如表 2 所示。

表 2 使用频率高的前 10 位方剂

排序	方剂	频数	频率（%）
1	小柴胡汤	17	26.98
2	沙参麦门冬汤	14	22.22
3	御寒汤	7	11.11
4	八珍汤	4	6.34
5	通窍活血汤	3	4.76

续表

排序	方剂	频数	频率（%）
6	麦门冬汤	3	4.76
7	三仁汤	3	4.76
8	镇静安神颗粒	3	4.76
9	竹叶石膏汤	2	3.17
10	知柏地黄丸	2	3.17

一、小柴胡汤

⊕ 方剂出处　《伤寒论》

⊕ 原文记载

《伤寒论·辨太阳病脉证并治第六》："太阳病，十日以去，脉浮细而嗜卧者，外已解也。设胸满胁痛者，与小柴胡汤；脉但浮者，与麻黄汤。"

"伤寒五六日，中风，往来寒热、胸胁苦满、嘿嘿不欲饮食，心烦喜呕，或胸中烦而不呕，或渴，或腹中痛，或胁下痞硬，或心下悸、小便不利，或不渴、身有微热，或咳者，小柴胡汤主之。"

"得病六七日，脉迟浮弱、恶风寒、手足温，医二三下之，不能食而胁下满痛，面目及身黄，颈项强，小便难者，与柴胡汤，后必下重。本渴饮水而呕者，柴胡汤不中与也，食谷者哕。"

方剂组成

柴胡 12g，人参 15g（或易为党参 30g），黄芩 6g，清半夏 12g，炙甘草 6g，生姜 6g，大枣 6 枚。

⊕ 适用证候

鼻咽癌患者属少阳枢机不利者。症见发热，目痛鼻干，耳鸣，胸胁胀满、心烦、恶心呕吐，食欲低下，舌苔白腻或黄腻，脉沉弦。

⊕ 加减应用

鼻干者，加麦门冬、玉竹、西洋参养阴生津；耳鸣者，加磁石、石菖蒲聪耳明目；纳差者，加焦三仙健脾开胃。

二、沙参麦门冬汤

⊕ **方剂出处**　《温病条辨》

⊕ **原文记载**

《温病条辨·上焦篇·秋燥》："燥伤肺胃阴分，或热或咳者，沙参麦冬汤主之。"

方剂组成

北沙参 30g，麦门冬 30g，冬桑叶 9g，天花粉 30g，白扁豆 12g，玉竹 30g，生甘草 6g。

⊕ 适用证候

鼻咽癌患者放疗后属气阴两伤者。症见体倦乏力，发热，口干欲饮，饮不解渴，咽干，咳嗽，干咳无痰，鼻干，舌红，少苔，脉浮数。

⊕ 加减应用

口干者，加南沙参、西洋参、生地黄、五味子益气养阴；乏力者，加太子参、黄芪健脾益气；干咳者，加天冬、蜜紫菀养阴润肺止咳。

三、御寒汤

⊕ **方剂出处**　《兰室秘藏》

⊕ 原文记载

《兰室秘藏·卷上·眼耳鼻门》："治寒气风邪，伤于皮毛，令鼻壅塞，咳嗽上喘之证。"

《本草汇言》："防风能发散病邪从毛窍而出，所以外科的痈疮肿毒、疮痍风癞这些疾病，一定要用的。"

"升麻为升散解毒之药，既可以发散外感之邪，又可清热解毒，升阳透疹，升举下陷之阳气，托邪外出，使疮痈疹毒通过毛窍而外散于无形。"

方剂组成

黄芪 30g，人参 15g，羌活 30g，黄连 3g，黄柏 6g，炙甘草 6g，陈皮 12g，款冬花 10g，白芷 6g，防风 12g，升麻 9g，佛耳草 9g，苍耳子 12g。

⊕ 适用证候

鼻咽癌患者，鼻部症状明显，属于肺脾气虚郁热者。症见鼻塞，鼻流清涕，不闻香臭，体倦，咳嗽，汗出，微恶风寒，口咽干，舌淡，苔薄白，脉浮。

⊕ 加减应用

鼻窍不通者，加辛夷花、苍耳子宣通鼻窍；咳嗽者，加炙紫菀、炒杏仁降气平喘；咽干者，加生地黄、麦门冬滋阴生津。

四、八珍汤

⊕ 方剂出处　《瑞竹堂经验方》

⊕ **原文记载**

《瑞竹堂经验方·卷四》："脐腹疼痛，全不思食，脏腑怯弱，泄泻，小腹坚痛，时作寒热。"

《医方考·卷三》："血气俱虚者，此方主之。人之身，气血而已。气者百骸之父，血者百骸之母，不可使其失养者也。是方也，人参、白术、茯苓、甘草，甘温之品也，所以补气。当归、川芎、芍药、地黄，质润之品也，所以补血。气旺则百骸资之以生，血旺则百骸资之以养。形体既充，则百邪不入，故人乐有药饵焉。"

方剂组成

人参 15g（或党参 30~60g），白术 15g，茯苓 30g，当归 30g，川芎 12g，白芍 12g，熟地黄 30g，炙甘草 9g。

⊕ **适用证候**

鼻咽癌患者术后气血两虚证。症见术后气血大伤，正气大虚，消瘦明显，面色苍白，头晕目眩，四肢倦怠，气短懒言，纳食减少；或化疗后骨髓抑制严重，乏力，血象较低。或舌淡，苔薄白，脉细弱或虚大无力。

⊕ **加减应用**

血虚明显者，加阿胶、鹿角胶补血养血，或加黄芪、肉桂取十全大补之义；恶心者，加生姜、姜竹茹降逆止呕。

五、通窍活血汤

⊕ **方剂出处** 《医林改错》

⊙ 原文记载

《医林改错》："偏头痛，日久不愈，头面淤血，头发脱落，眼疼白珠红，酒渣鼻，久聋，紫白癜风，牙疳，妇女干血劳，小儿疳证等。"

《〈医林改错〉评注》：方中赤芍、川芎行血活血，桃仁、红花活血通络，葱、姜通阳，麝香开窍，黄酒通络，佐以大枣缓和芳香辛窜药物之性。其中麝香味辛性温，功专开窍通闭，解毒活血（现代医学认为其中含麝香酮等成分，能兴奋中枢神经系统、呼吸中枢及心血管系统，具有一定抗菌和促进腺体分泌及兴奋子宫等作用，因而用为主药）；与姜、葱、黄酒配伍更能通络开窍，通利气血运行的道路，从而使赤芍、川芎、桃仁、红花更能发挥其活血通络的作用。

《历代名医良方注释》："妇女干血劳或小儿疳证，都因瘀血内停，新血不生所致，必须活血化瘀，推陈致新。本方用活血通窍之品治疗劳症，深得此法。方中麝香为君，芳香走窜，通行十二经，开通诸窍，和血通络；桃仁、红花、赤芍、川芎为臣，活血消瘀，推陈致新；姜、枣为佐，调和营卫，通利血脉；老葱为使，通阳入络。诸药合用，共奏活血通窍之功。"

方剂组成

麝香 0.3g（冲服），赤芍 15g，川芎 15g，桃仁 12g，红花 12g，生姜 3 片，葱白 3 根，大枣 6 枚，老酒 100g（兑水煎服）。

⊙ 适用证候

鼻咽癌患者属清窍瘀阻证。症见头痛固定不移、夜间尤重，记忆力减退，咽干，舌红有瘀斑，苔薄，脉涩。

⊕ **加减应用**

头懵者，加石菖蒲、远志开窍醒神。头痛重者，视其部位不同分经论治；太阳头痛，痛在前额及项背部，加羌活；阳明头痛，痛在前额、眉棱骨加白芷、葛根；少阳头痛，痛在耳目、两侧，加柴胡；厥阴头痛，痛在巅顶，加吴茱萸、藁本；少阴头痛加细辛；太阴头痛加苍术。

六、麦门冬汤

⊕ **方剂出处**　《金匮要略》

⊕ **原文记载**

《金匮要略·肺痿肺痈咳嗽上气病脉证并治第七》："火逆上气，咽喉不利，止逆下气者，麦门冬汤主之。"

《本草新编》："但世人不知麦冬之妙用，往往少用之而不能成功为可惜也。不知麦冬必须多用，力量始大。盖火伏于肺中，烁干内液，不用麦冬之多，则火不能制矣；热炽于胃中，熬尽其阴，不用麦冬之多，则火不能息矣。"

《医门法律》："此胃中津液干枯，虚火上炎之证，治本之良法也。夫用降火之药，而火反升；用寒凉之药，而热转炽者，徒知与火热相争，未思及必不可得之数，不惟无益，而反害之。凡肺病有胃气则生，无胃气则死。胃气者，肺之母气也。孰知仲景有此妙法，于麦冬、人参、甘草、粳米、大枣大补中气，大生津液，此中增入半夏之辛温一味，其利咽下气，非半夏之功，实善用半夏之功，擅古今未有之奇矣。"

《千金方衍义》："于竹叶石膏汤中偏除方名二味，而加麦门冬数倍为君，人参、甘草、粳米以滋肺母，使水谷之精皆得以上注于肺，自然沃泽无虞。当知火逆上气，皆是胃中痰气不清，上溢肺隧，占据津液流行之道而然，是以倍用半夏，更用大枣通津涤饮为先，奥义全在乎此。若浊饮不除，津液不致，虽日用润肺生津之剂，乌能建止逆下气之绩哉？俗以半夏性燥不用，殊失立方之旨。"

《金匮要略心典》："火热挟饮致逆，为上气，为咽喉不利，与表寒挟饮上逆者悬殊矣。故以麦冬之寒治火逆，半夏之辛治饮气，人参、甘草之甘以补益中气。盖从外来者，其气多实，故以攻发为急；从内生者，其气多虚，则以补养为主也。"

《绛雪园古方选注》："麦门冬汤，从胃生津救燥，治虚火上气之方。用人参、麦门冬、甘草、粳米、大枣大生胃津，救金之母气，以化两经之燥，独复一味半夏之辛温，利咽止逆，通达三焦，则上气下气皆得宁谧，彻土绸缪，诚为扼要之法。"

《血证论》："参、米、甘、枣四味，大建中气，大生津液，胃津上输于肺，肺清而火自平，肺调而气自顺，然未逆未上之火气，此固足以安之，而已逆已上之火气，又不可任其迟留也，故君麦冬以清火，佐半夏以利气，火气降则津液生，津液生而火气自降，又并行而不悖也。用治燥痰咳嗽，最为对症，以其润利肺胃，故亦治膈食。又有冲气上逆，挟痰血而干肺者，皆能治之。"

方剂组成

麦门冬 30g，清半夏 15g，人参 12g，甘草 6g，粳米 30g，大枣 6 枚。

⊙ 适用证候

鼻咽癌患者属肺胃阴伤者。症见放疗后咳嗽气喘，咽喉不利，咯痰不爽，或咳唾涎沫，口干咽燥，手足心热，纳少，呃逆，舌红少苔，脉虚数。

⊕加减应用

咳嗽者，加炒杏仁、百部、蜜紫菀润肺止咳；咽喉不利者，加木蝴蝶、冬凌草清热利咽；口干者，加玉竹、西洋参、石斛养阴生津；呃逆者，加姜竹茹、橘皮降逆止呃。

七、三仁汤

⊕**方剂出处**　《温病条辨》

⊕**原文记载**

《温病条辨·卷一·上焦篇》："头痛恶寒，身重疼痛，舌白不渴，脉弦细而濡，面色淡黄，胸闷不饥，午后身热，状若阴虚，病难速已，名曰湿温。汗之则神昏耳聋，甚则目瞑不欲言，下之则洞泄，润之则病深不解。长夏、深秋、冬日同法，三仁汤主之。"

《谦斋医学讲稿》："三仁汤为湿温证的通用方。它的配合，用杏仁辛宣肺气，以开其上；蔻仁、厚朴、半夏苦辛温通，以降其中；苡仁、通草、滑石淡渗湿热，以利其下。虽然三焦兼顾，其实偏重中焦。"

《中医治法与方剂》："方中杏仁辛开苦降，开肺气，启上闸；蔻仁芳香化浊，与厚朴、半夏同用燥湿化浊之力颇强；苡仁、滑石、通草皆甘淡渗湿之品，使湿邪从下而去；用竹叶、滑石略事清热，数药合用，则辛开肺气于上，甘淡渗湿于下，芳化燥湿于中。"

方剂组成

炒杏仁12g，白豆蔻（后下）12g，生薏苡仁30g，厚朴12g，清半夏15g，木通12g，滑石15g，淡竹叶30g。

⊕ 适用证候

鼻咽癌患者属上焦湿热证。患者平素湿热体质或经历放疗热毒之邪后出现头痛，肢体倦怠，面色淡黄，胸脘痞闷，胃中不饥，午后身热，大便溏，苔白不渴，苔黄厚腻，脉弦细而濡。

⊕ 加减应用

胃脘痞闷者，加藿香、佩兰、苍术燥湿健脾；肢体倦怠者，加太子参、西洋参、炒白术健脾益气；身热者，加泽泻、淡豆豉除烦泻热。

八、镇静安神颗粒

⊕ 方剂出处　自拟方

方剂组成

牡蛎 30g，炒酸枣仁 30g，夜交藤 15g，珍珠母 30g，制远志 15g，灯心草 3g。

⊕ 适用证候

鼻咽癌患者伴睡眠障碍属心肝不调、神魂失舍型。症见失眠心烦，焦虑难安，多梦或噩梦缠绕，神疲乏力，纳呆食少，舌淡红或淡暗，脉沉或沉弦。

⊕ 加减应用

乏力者，加西洋参、黄芪益气扶正；口干者，加玉竹、芦根、玄参养阴增液；心烦焦虑者，加柴胡、炒栀子、合欢花疏肝解郁。

九、竹叶石膏汤

⊕ 方剂出处　《伤寒论》

⊕ 原文记载

《伤寒论》："伤寒解后，虚羸少气，气逆欲吐，竹叶石膏汤主之。"

《注解伤寒论》："辛甘发散而除热，竹叶、石膏、甘草之甘辛，以发散余热。甘缓脾而益气，麦门冬、人参、粳米之甘，以补不足。辛者散也，气逆者，欲其散，半夏之辛，以散逆气。"

《伤寒论条辨》："竹叶清热，麦冬除烦，人参益气，甘草生肉，半夏豁痰而止吐，粳米病后之补剂，石膏有彻上彻下之功，故能佐诸品而成补益也。"

《金镜内台方议》："伤寒解后，虚热不尽，则多逆气与吐也。故用竹叶为君，石膏为臣，以解虚邪内客也。以半夏为佐，以治逆气欲吐者。以人参、粳米、甘草、麦冬四者之甘，以补不足而缓其中也。"

《伤寒贯珠集》："大邪虽解，元气未复，余邪未尽，气不足则因而生痰，热不除则因而上逆，是以虚羸少食，而气逆欲吐也。竹叶石膏汤乃白虎汤之变法，以其少气，故加参麦之甘以益气，以其气逆有饮，故用半夏之辛以下气蠲饮，且去知母之咸寒，加竹叶之甘凉，尤以胃虚有热者为有当耳。"

《伤寒绪论》："按此汤即人参白虎去知母而益半夏、麦冬、竹叶也。病后虚烦少气，为余热未尽，故加麦冬、竹叶于人参、甘草之甘温益气药中，以清热生津。加半夏者，痰饮上逆欲呕故也。病后余热与伏气发温不同，故不用知母以伐少阴也。"

方剂组成

竹叶 30g，石膏 30g，人参 15g，清半夏 12g，麦门冬 30g，甘草 6g，粳米 30g。

⊕ **适用证候**

鼻咽癌患者放疗后属气津两伤证。症见气短神疲或虚烦不寐，心胸烦热，气逆欲呕，口干喜饮，舌红少苔，脉虚数。

⊕ **加减应用**

乏力者，加西洋参、太子参益气养正；心胸烦热者，加淡豆豉、炒栀子清宣郁热；口干者，加石斛、玉竹、生地黄养阴生津。

十、知柏地黄丸

⊕ **方剂出处**　《医方考》

⊕ **原文记载**

《医方考·卷五》："六味地黄丸加黄柏知母方：肾劳，背难俯仰，小便不利，有余沥，囊湿生疮，小腹里急，便赤黄者，此方主之。"

《医原·卷下》："若淡渗燥湿，必致真阴下竭，若柔腻滋阴，又助痰湿上壅，务使燥润得宜，刚柔并济，如知柏地黄丸、虎潜丸之类。"

《疡医大全·卷二》："眼目昏花，视物不明，皆由阴虚火旺，宜用知柏地黄丸加甘菊花治之。"

方剂组成

知母 30g，黄柏 9g，山茱萸 30g，山药 30g，熟地黄 30g，牡丹皮 6g，泽泻 12g，茯苓 30g。

⊕ **适用证候**

鼻咽癌患者属阴虚火旺证。症见潮热盗汗，口干咽痛，耳鸣，遗精，舌红，苔少，脉数。

⊙ **加减应用**

口干者，加芦根、瓜蒌根、麦门冬养阴生津；耳鸣者，加磁石、五味子、石菖蒲成耳聋左慈丸之义；咽痛者，加木蝴蝶、冬凌草、射干利咽止痛。

第四节 ※ 临床诊治心悟

鼻咽癌属于较为常见的头颈部肿瘤，早期鼻咽癌通过手术、放疗等，一部分患者可以得到临床治愈，生存期较长，但是这些治疗方法存在一系列不良反应，如黏膜水肿、充血、渗出，唾液分泌明显减少，渗液及糜烂，咽喉疼痛、进食困难，鼻塞，口干等，使患者生活质量明显降低，西医无有效的治疗措施，患者生活十分痛苦。笔者在临证中就遇见很多这样的患者，症见口干口渴，饮水不解渴，水杯不离手，食不知味，头晕乏力等，通过中医药治疗，患者症状得到明显改善，生活质量得以提高，最大限度地减少了患者的痛苦。笔者认为中西医结合治疗鼻咽癌将是未来的一大趋势，现将自己临床诊治鼻咽癌的心得与大家分享。

一、中西医结合重在优势互补

作为一名中医医生，我们要充分了解自身的优势与不足，积极学习医学的新知识。对于早期鼻咽癌患者来说，手术或放疗均可以迅速清除肿块，祛邪力量比较强，中医药治疗在短期内难以达到以上效果。但是手术或放疗后的不良反应让患者痛苦异常，中医药在缓解改善手术后、放疗后的不良反应方面具有极强的优势。目前对于鼻咽癌的治疗：早中期患者，手术 + 放疗 + 中药减轻不良反应、巩固疗效；中晚期患者，放疗、化疗＋中药巩固治疗、预防复发，能收到令人满意的疗效。作为一名当代中医医生，我们要思考的是如何将两者有机结合，如何发挥中医药特色，如何最大限度地减轻患者痛苦，使患者生活质量得到保障，生存时间得到延长。

二、手术前后重在益气养血

鼻咽癌患者一经确诊，大部分患者会优先选择手术切除肿瘤，鲜有主动找中医诊疗，小部分患者可能会在术前咨询中医医生的意见。针对此类患者，笔者认为，应根据患者情况而定，需要外科手术时应及时切除肿瘤，以减轻肿瘤负荷。但手术属祛邪之法，极易损伤人体正气，故可未雨绸缪，术前应该注重扶正，不可再施攻邪之法，宜调整气血阴阳，选方如八珍汤、十全大补汤、知柏地黄丸等，使病体强健，正气充足，如此才可耐受手术之攻伐。术后正气大伤，此时正气已虚，也不可贸然施加祛邪之法，亦须重扶正，复元气，待病体恢复，体力充足之时，方可加祛邪之法。

三、放疗前后重在养阴润燥

放疗是鼻咽癌治疗的重要手段，西医治疗本无寒热之分，但临床观察放疗之后的患者多出现咽干、鼻干、口疮等热证，故放射线属于中医热毒范畴。鼻咽癌部位在鼻，属上焦，上焦乃阳气会聚之地，易从热化，故鼻咽癌患者属热者较多。鼻咽乃咽喉之要塞，上下津液交接之地，故易出现口咽干燥、口苦等伤阴之证，若再加上放疗热毒直中，伤阴更甚，故治疗前后注重养阴，临证多选用玉竹、石斛、薏苡仁、茯苓、麦门冬等甘寒养阴之品，选方如竹叶石膏汤、麦门冬汤、沙参麦冬汤等，补已伤之阴津。

诊治鼻咽癌医案

潘某某，女，生于 1974 年 8 月，河南省平顶山市人。2020 年 9 月，因拔牙后出现左侧脸部麻木，左侧头顶处痛，舌头僵硬，左侧耳鸣，听力下降，左侧视力模糊，视物重影等不适。患者上网查询了一些资料，感觉拔牙的副作用不应该这么严重，便去了郑州市某医院就诊。完善相关检查后，给予其营养神经、改善循环、抗感染等药物治疗，效果并不明显，该患者除了上述症状外，又新增了呕吐的症状。当地医院建议患者去耳鼻喉科行纤维鼻咽喉镜，检查提示：鼻咽部可见黏膜隆起。鼻咽部 CT 平扫 + 增强回示：①左侧海绵窦区、中颅窝、鼻咽部及左侧咽旁间隙异常强化影，倾向良性；②左侧颈部异常团块影。之后，患者在医生的建议下行局麻下鼻咽部新生物活检术，术后病理提示：非角化性分化型癌。医生告诉患者为鼻咽癌，建议行放疗或化疗。患者先进行了"顺铂 + 多西他赛"的 1 个疗程。化疗后，患者出现了严重的骨髓抑制，乏力、咽痛、恶心、牙龈出血等。给予升白细胞等对症治疗后，患者又放疗了 33 次，并同步化疗 2 个疗程。一系列正规的化疗加放疗使患者的病情得到了控制。可是放疗后却使患者出现了严重的口干口渴、怎么喝水也不解渴，身上没有力气，饮食减少，便秘失眠等诸多因治疗后的副作用症状，严重影响了患者的生活质量。后经朋友介绍，患者寻求我处行中医治疗。

2021 年 4 月 27 日初诊：口干，饮不解渴，大便干，头部刺痛（口服止痛药羟考酮，每次 1 粒，每日 1 片），脸部麻木，舌头僵硬，左侧听力几乎消失，右侧听力下降，口角歪斜（偏左），影响发声，纳可，进食流食，眠差，入睡困难（需口服安眠药 2 片，睡前口服），大便可，小便频，舌质红，苔黄腻，中有剥落，脉沉细数。自发病来，体重减轻 5kg。既往史有左侧中耳乳突炎；甲状腺结节；双肺结节；因子宫肌瘤，于 2015 年行子宫切除术。

西医诊断：	鼻咽癌放疗、化疗后。
中医辨证：	气阴亏虚，虚火上炎，神魂失舍。
治法：	益气养阴，镇静安神。
方名：	沙参麦门冬汤合小柴胡汤、镇静安神汤加味。
处方：	党参 30g，北沙参 30g，麦门冬 30g，黄芩 6g，半夏 12g，甘草 6g，灯心草 3g，生龙骨 30g，琥珀 5g，炒酸枣仁 30g，夜交藤 30g，珍珠母 5g，紫石英 15g，生龙齿 30g，桑叶 30g，瓜蒌根 30g，白扁豆 12g，玉竹 30g，生姜 3g，柴胡 9g，蝉蜕 12g，羌活 15g，葛根 30g，红花 10g。
煎服法：	15 剂，水煎服，每日 1 剂。每剂头煎、二煎共取药汁 400mL，混合后分 2 次服，即上午 10 时，下午 4 时服药，每次 200mL。

2021 年 5 月 18 日二诊：服上方后口干较前缓解，体力增加，大便干缓解。现症仍有舌干、脸部麻木、舌头僵硬自觉头部跳动感，头部刺痛（口服止痛药羟考酮，每次 1 粒，每日 1 片）；口角歪斜（偏左），影响发声；鼻塞，偶有心烦；纳可，进食流食；眠差等较前无改善，入睡困难（仍需口服安眠药 2 片，睡前口服）；舌质红，苔黄腻、少津，脉细涩。

守上方加西洋参 15g，太子参 30g，仙鹤草 30g，夏枯草 30g。30 剂，煎服法同前。

2021 年 10 月 5 日三诊：服上方效可，口干明显减轻，口中已有少量唾液；气力恢复，每日可散步 4 000 余步，体重增加 1kg；便秘症状好转，睡眠好转，安眠药减量为 1 片。现症见：头部木麻，纳可，眠一般，多梦，易醒，偶尔呕吐，小便不畅，大便干，晨起汗出，口干，下巴僵硬，喝水时哽咽不顺，易烦躁，舌质红，苔黄腻、少津，脉细涩。

守二诊方加牡蛎 30g，茯苓 15g，大黄 3g。30 剂，煎服法同前。

按语

该患者确诊为鼻咽癌后，采取化疗和放疗控制鼻咽癌局部瘤灶是有效的。但化疗及放疗对人体的伤害也是比较大的。化疗药物对人体的多个系统均有损害，尤其对消化系统及造血系统影响较大。放疗副作用主要包括两个方面：一是放射反应，指在射线的作用下出现的暂时性、可以恢复的反应，比如失眠、头晕、乏力、恶心、呕吐、食欲减退等。局部的表现则为皮肤、口腔黏膜和腮腺的急性反应，反应程度和分割照射的方法、部位及面积呈相关性。二是放射性损伤，指射线的作用引起了组织器官不可逆的永久性的损伤，最常见的副作用就是口干和龋齿。腮腺位于两侧面颊的深面，在常规放疗中不可避免地受到高剂量照射，使其分泌唾液的功能降低，甚至在放疗几年后仍难以恢复。除此之外，还可能出现放射性的中耳炎、放射性的下颌关节炎、放射性的下颌骨骨髓炎等。而这些放射性的损伤从医学的角度来看为永久性，难以恢复。

中医认为放射线属于火热之毒邪，作用于人体后伤气耗阴，机体失去濡养，表现为口干咽燥、饮水不能解渴、吞咽困难、张口受限、皮肤损伤等。该患者先后经历了 3 次化疗、33 次放疗，肺胃气阴大伤，机体失养。故以益气养阴，镇静安神为原则，选用沙参麦门冬汤、小柴胡汤、镇静安神汤加减治疗。

　　沙参麦门冬汤方源可追溯到汉·张仲景的麦门冬汤和清·叶天士的《临证指南医案·燥》案方，主治病机为肺胃阴伤，功效为清养肺胃、生津润燥、轻宣燥热。该方由三部分药物构成，第一部分是甘寒生津、清养肺胃的药组，沙参和麦门冬，玉竹和天花粉；第二部分是甘凉轻清的桑叶；第三部分是甘平益气养胃的药组，生扁豆和生甘草。以上三部分体现了"燥伤肺胃"的三层病机，即为燥热伤肺胃阴分，兼有燥热伤津、余邪稽肺。诸药相配，使肺胃之阴得复，燥药性发热之气得除，润不呆滞，共奏清养肺胃、育阴生津之效。

　　小柴胡汤其提纲为"少阳之为病，口苦、咽干、目眩"。因半表半里之邪无路可出，易郁久化热，故半表半里之证多伴有热象，火性炎上，热上扰清窍，可出现清窍之症，如口苦、咽干、目眩。合用其方可和解少阳、清热降逆，枢机利则气化正常，水津自可输布孔窍。

　　镇静安神汤为自拟方，可有效改善肿瘤患者失眠症状。方中生龙骨性味甘涩平，归心、肝、肾经，有镇惊安神、平肝潜阳、收敛固涩之功效，生龙齿性味甘涩凉，归心、肝经，镇惊安神，故方中龙骨生用，与生龙齿相须为用，旨在重镇安神；珍珠母平肝潜阳；琥珀镇惊安神之余兼活血散瘀、利尿通淋；灯心草利小便、清心火，与琥珀协同以导热下行；炒酸枣仁甘而润，补心肝之阴血，熟用疗胆虚不得眠、烦渴虚汗之症，并可养血安神；夜交藤味甘，入心、肝两经，能补养阴血，养心安神。本方配伍，心、肝、肾同治，共奏镇静安神、养血补肝、调整阴阳之效。

　　二诊述服药后，口干口渴稍有好转，但仍感乏力，失眠。一诊方加西洋参15g，太子参30g，增益气养阴之功；加仙鹤草30g，夏枯草30g，强软坚消积之力。

　　三诊述服药后，口干口渴明显好转，体力改善可出去散步，每日散步4 000余步，体重增加1kg，失眠好转，减少了西药安眠药物的用量，饮食好转，便秘明显好转。上方加牡蛎30g，茯苓15g，大黄3g，取柴胡加龙骨牡蛎汤之意。此方是古代传统的安神定惊解郁方，具有抗抑郁、改善焦虑情绪、镇静、安眠、抗癫痫等作用，适用于以胸满、烦、惊、身重为特征的疾病，欲进一步改善患者心烦、口苦、多梦、易醒的症状。经电话随诊，目前患者仍居家间隔服药，病情稳定，自信心增加。

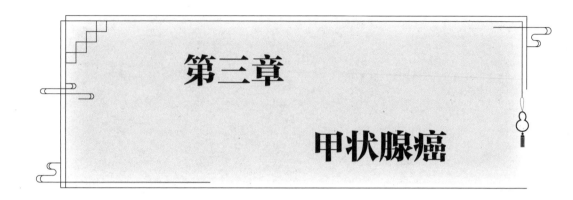

第一节 ※ 概 述

　　甲状腺癌是一种起源于甲状腺滤泡上皮或滤泡旁上皮细胞的恶性肿瘤，也是头颈部最为常见的恶性肿瘤。根据肿瘤起源及分化差异，又分为甲状腺乳头状癌、甲状腺滤泡癌、甲状腺髓样癌及甲状腺未分化癌，其中甲状腺乳头状癌最为常见，占全部甲状腺癌的 85%~90%。据 2021 年世界卫生组织国际癌症研究机构发布的《2020 全球癌症报告》，2020 年全球新发癌症病例为 1 929 万例，其中甲状腺癌发病病例 58.6 万例，位于全球第 9 位；2020 年中国新发癌症病例 457 万例，其中甲状腺癌新发病例 22.1 万例，占比 4.8%，发病率位于第 7 位；男性发病病例 5.3 万例，女性发病病例 16.8 万例，分别位于男性和女性发病率第 9 位和第 4 位。2020 年，中国男性和女性甲状腺癌的发病率均高于世界水平，但死亡率低于世界水平。既往研究显示，中国甲状腺癌患者的 5 年生存率从 2003~2005 年的 67.5% 显著提高到了 2012~2015 年的 84.3%，但仍远低于美国（98.7%）。

目前，已知的危险因素有：不健康生活方式、经济快速发展、人群体质指数增高、电离辐射等，其中电离辐射是甲状腺癌确切的危险因素，尤其是在儿童时期的辐射暴露。另外，有证据表明，超重、激素暴露及某些环境污染物也可能会导致甲状腺癌。女性标化死亡率上升趋势明显，可能与女性人群的危险因素暴露如月经不调、化妆品、女性自身雌激素水平、女性的生殖状况及绝经后体重的增加等因素有关。城市人群甲状腺癌标化死亡率高于农村且呈现明显上升趋势，原因可能是城市居民的饮食相对丰富，导致体质指数过高、放射暴露的概率相对更高、承受更大的心理压力，以及城市人群接受环境污染导致人群对环境雌激素暴露风险增加等有关。综上所述，我国甲状腺癌死亡率近年呈明显上升的趋势，且在未来的几十年里由于人口老龄化加速和甲状腺癌影响因素的复杂性和变化性，将会持续上升。

目前，西医对甲状腺癌的治疗以外科手术、碘-131 放射治疗为主，内科治疗较少，初次切除手术是否彻底是影响预后及复发的关键要点，但术后会出现精神抑郁、气管塌陷、失眠、失音、低钙血症、甲状腺功能低下及头痛等并发症，如不予以及时治疗，患者机体不易恢复，且存在复发风险。中医药因其疗效优异、副作用小、价格低廉等优势，在甲状腺癌的术前治疗，术后调理中发挥了不可替代的作用。

甲状腺癌属中医"瘿瘤""石瘿""瘿病""肉瘿"范畴。瘿病见于《说文解字》："瘿，颈瘤也。"《外台秘要》："瘿病喜当颈下，当中央不偏两边也。"肉瘿见于《急救广生集》："瘿者，连肉而生，根大而身亦大。"石瘿见于《三因极一病证方论》："坚硬不可移者名曰石瘿。"《诸病源候论》言："诸山水黑土中出泉流者……常食令人作瘿病。"

《圣济总录》："石与泥则因山水饮食而得之。"《济生方》记载："夫瘿瘤者，多由喜怒不节，忧思过度。"《外科正宗》："瘿瘤之症……乃五脏瘀血、浊气、痰滞而成。"

结合古今文献，甲状腺癌的发生与饮食不节、情志不和、肝气郁结、脏腑失调、内生痰湿、瘀血等有关，包含外因及内因，外因方面：与外邪入侵、饮食不节及年龄增长有密切关系。国医大师周仲瑛认为，外邪侵犯机体，从而使脏腑功能失调甚至衰退，气血阴阳失衡、内生痰瘀等病理产物，不断积聚产生癌毒，癌毒又可阻碍气机，进一步损害脏腑正常功能，致使更多的病理产物生成并积聚。饮食方面：实验表明，碘摄入过量后，其发病率增高 2~3 倍。内因与阴阳失调、正气虚衰和情志不和有关。故在正气亏虚、情志损伤、脏腑功能失调的基础上，各种病理产物积聚产生癌毒是导致甲状腺癌的关键，此外还与虚、痰、瘀、热、毒、饮食关系密切，临床常见虚实兼杂，多因素相杂共同致病。

第二节 ※ 64 例甲状腺癌基本情况分析

笔者从"肿瘤临床诊疗与患者管理一体化平台"系统中整理出自 2018 年 1 月至 2021 年 12 月于河南中医药大学第一附属医院门诊及河南中医药大学第三附属医院门诊就诊的甲状腺癌患者共 64 例，累计就诊频次为 142 次。其中，女性患者 55 例，占比 85.94%；男性患者 9 例，占比 14.06%。就诊患者年龄最小的 21 岁，最大的 76 岁，年龄在 41~50 岁的患者人数最多，为 20 例，占比 31.25 %；51~60 岁患者，为 19 例，占比 29.69%；31~40 岁患者，为 15 例，占比 23.44%；61~70

岁患者，4 例，占比 6.25%；21~30 岁患者为 4 例，占比 6.25%，年龄数据丢失的人各 1 例。64 例患者中，术后欲中药调理、维持巩固、预防复发的人数最多，有 50 例，占比 78.13%；因放疗、化疗后不良反应前来就诊者，有 9 例，占比 14.06%；不欲进行手术、放疗、化疗等治疗，前来寻求中医药保守治疗者有 1 例，占比 1.56%；其他就诊原因有 4 例，占比 6.25%。

第三节 ※ 常用处方分析

经笔者统计整理后，甲状腺癌患者在门诊治疗中共计使用 64 个处方，累计使用频次为 185 次。使用频率高的前 10 位方剂排序如表 3 所示。

表 3   使用频率高的前 10 位方剂

排序	方剂	频数	频率（%）
1	当归芍药散	18	12.68
2	越鞠丸	14	9.86
3	丹栀逍遥散	11	7.75
4	软坚消积汤	10	7.04
5	消瘤散	10	7.04
6	薯蓣丸	9	6.34
7	镇静安神颗粒	7	4.93
8	星夏散结汤	7	4.93
9	生脉饮	5	3.52
10	逍遥丸	5	3.52

一、当归芍药散

⊙ **方剂出处** 《金匮要略》

⊙ **原文记载**

《金匮要略·妇人妊娠病脉证并治第二十》："妇人怀妊，腹中疠痛，当归芍药散主之。"

《金匮要略·妇人杂病脉证并治第二十二》："妇人腹中诸疾痛，当归芍药散主之。"

《岳美中医案集》："此方之证，腹中挛急而痛，或上迫心下及胸，或小便有不利，痛时或不能俯仰。腹诊：脐旁拘挛疼痛，有的推右则移于左，推左则移于右，腹中如有物而非块，属血与水停滞。方中芎、归、芍药和血舒肝，益血之虚；苓、术、泽泻运脾胜湿，除水之气。方中多用芍药，芍药专主拘挛，取其缓解腹中急痛。合用之，既疏瘀滞之血，又散郁蓄之水。服后小便或如血色，大便或有下水者，系药中病，是佳兆，应坚持多服之。"

《金匮要略论注》："痛者，绵绵而痛，不若寒疝之绞痛，血气之刺痛也。乃正气不足，使阴得乘阳，而水气胜土，脾郁不伸，郁而求伸，土气不调，则痛而绵绵矣。故以归、芍养血，苓、术扶脾，泽泻泻其有余之旧水，芎畅其欲遂之血气。不用黄芩，痛因虚则稍挟寒也。然不用热药，原非大寒，正气充则微寒自去耳。"

> **方剂组成**
>
> 当归 30g，芍药 12g，茯苓 30g，白术 12g，泽泻 12g，川芎 12g。

⊙ **适用证候**

甲状腺癌患者属肝郁脾虚证。症见颈部肿块，不甚疼痛，心情抑郁，闷闷不乐，伴见食少倦怠，便溏，舌淡苔腻，脉濡缓。

⊙ **加减应用**

湿重者，加佩兰、藿香、紫苏叶芳香化湿；气虚明显者，加黄芪、太子参健脾益气；气滞者，加柴胡、枳壳、木香疏肝理气；痛重者，加延胡索、乳香，没药等行气止痛。

二、越鞠丸

⊙ **方剂出处** 《丹溪心法》

⊙ **原文记载**

《丹溪心法·卷三》："戴云：郁者，结聚而不得发越也。当升者不得升，当降者不得降，当变化者不得变化也，此为传化失常，六郁之病见矣。气郁者，胸胁痛，脉沉涩；湿郁者，周身走痛，或关节痛，遇阴寒则发，脉沉细；痰郁者，动则喘，寸口脉沉滑；热郁者，瞀闷，小便赤，脉沉数；血郁者，四肢无力，能食，便红，脉沉；食郁者，嗳酸，腹饱不能食，人迎脉平和，气口脉紧盛者是也。入方越鞠丸，解诸郁。又名芎术丸。"

《景岳全书》："越鞠丸，治六郁胸膈痞满，或吞酸呕吐，饮食不和，疮疥等证。"

方剂组成

川芎 12g，苍术 15g，香附 15g，栀子 6g，炒神曲 15g。

⊕ **适用证候**

甲状腺癌患者属于气血痰火痰食六郁证。症见胸膈痞闷，嗳腐吞酸，纳差，饮食不消，脘腹胀满，口干，大便干结，舌尖红，苔黄腻，脉弦。

⊕ **加减应用**

气滞明显者，加柴胡、枳壳、陈皮理气行滞；疼痛重者，加蒲黄、五灵脂化瘀止痛；纳差者，加炒山楂、炒麦芽、莱菔子健脾开胃；口干者，加芦根、竹叶清热除烦生津。

三、丹栀逍遥散

⊕ **方剂出处** 《血证论》

⊕ **原文记载**

《血证论·卷二》："上焦得通，津液得下，胃气因和，呕哕自止，血自安静而不上潮矣。然肝胆相连，胆病未有不及肝者，丹栀逍遥散可并治之。"

《推拿要诀》："容川又曰：谨按喻氏之论，其言血鼓之原，最为详确。唯所主之方，与气热则结，而血不流通之说，未能吻合。盖六君子与所加之药，于治痰膨为宜，且须寒饮方为切合。如论所谓，宜用清和理气之品。攻剂代抵当丸主之，和剂丹栀逍遥散，加姜黄香附治之。"

方剂组成

牡丹皮 6g，炒栀子 6g，当归 30g，白芍 12g，白术 15g，茯苓 30g，柴胡 9g，甘草 6g，薄荷 3g，生姜 6 片。

⊕ **适用证候**

甲状腺癌患者属气郁化火证。症见颈部肿块，坚硬如石，情绪波动大，潮热盗汗，五心烦热，口干咽燥，女性患者月经不调、经色红、质黏稠、少腹胀痛、经行乳胀，舌尖红，苔薄黄腻，脉弦数。

⊕ **加减应用**

肿块者，可加夏枯草、浙贝母、连翘软坚散结；口干者，加麦门冬、石斛养阴润燥；汗出者，加煅牡蛎、浮小麦固表止汗。

四、软坚消积汤

⊕ **方剂出处** 自拟方

> **方剂组成**
>
> 海藻 30g，柴胡 12g，白芥子 12g，牡蛎 30g，泽兰 12g，夏枯草 30g，桃仁 12g，红花 12g，王不留行 6g，路路通 6g，蜈蚣 3g，丹参 12g，僵蚕 10g。

⊕ **适用证候**

甲状腺癌属痰瘀互结证。症见项部结块，质硬如石、推之不移，余症不明显，纳食可，二便正常，舌淡红有瘀斑，苔薄，脉沉弦。

⊕ **加减应用**

疼痛者，加延胡索、乳香、没药化瘀止痛；结块明显者，加全蝎、水蛭等虫类药软坚散结；正虚者，加党参、黄芪健脾益气。

五、消瘤散

⊕ **方剂出处** 自拟方

> **方剂组成**
>
> 紫苏子 30g，白芥子 12g，莱菔子 15g，柴胡 9g，黄芩 6g，

姜半夏 12g，僵蚕 15g，胆南星 30g，蜈蚣 5g，全瓜蒌 12g，连翘 30g，浙贝母 30g，生地黄 30g，王不留行 6g。

⊕ 适用证候

甲状腺癌患者属痰热郁结者。症见口干，心烦，发热汗出，纳差，大便干，舌红，苔黄腻，脉数。

⊕ 加减应用

眠差者，加酸枣仁、夜交藤养血安神；便秘者，加肉苁蓉、火麻仁润肠通便；肿块坚硬者，加水蛭、牡蛎软坚散结。

六、薯蓣丸

⊕ 方剂出处　《金匮要略》

⊕ 原文记载

《金匮要略·血痹虚劳病脉证并治第六》："虚劳诸不足，风气百疾，薯蓣丸主之。"

《太平惠民和剂局方·卷五》："诸虚百损，五劳七伤，肢体沉重，骨节酸疼，心中烦悸，唇口干燥，面体少色，情思不乐，咳嗽喘乏，伤血动气，夜多异梦，盗汗失精，腰背强痛，脐腹弦急，嗜卧少气，喜惊多忘，饮食减少，肌肉瘦瘁。又治风虚，头目眩晕，心神不宁，及病后气不复常，渐成劳损。久服补诸不足，愈风气百疾。"

方剂组成

山药 30g，党参 30g（重者加至 60g），茯苓 30g，白术 12g，当归 30g，炒白芍 12g，熟地黄 30g，川芎 12g，桂枝 12g，防风 6g，柴胡 9g，干姜 10g，炒杏仁 12g，桔梗

12g，白芨 12g，麦门冬 30g，炒神曲 15g，炙甘草 10g。

⊕ **适用证候**

甲状腺癌患者属气血两虚证。症见体瘦，形疲面萎，咳嗽痰少，白黏痰，色㿠白，畏寒，多汗恶风，偶有低热，神倦乏力，自觉口中无味，纳差，大便稀溏，舌淡白，苔薄，脉沉弱。

⊕ **加减应用**

乏力明显者，加党参、太子参、黄芪等健脾益气；肿块坚实者，加水蛭、僵蚕等虫类药软坚消积；汗出较多者，加牡蛎、浮小麦收敛止汗。

七、镇静安神颗粒

⊕ **方剂出处** 自拟方

方剂组成

牡蛎 30g，炒酸枣仁 30g，夜交藤 15g，珍珠母 30g，制远志 15g，灯心草 3g。

⊕ **适用证候**

甲状腺癌患者伴睡眠障碍。症见失眠心烦，焦虑难安，多梦或噩梦缠绕，神疲乏力，纳呆食少，舌淡红或淡暗，脉沉或沉弦。

⊕ **加减应用**

口干者，加麦门冬、石斛等滋阴生津；心烦者，加牡丹皮、炒栀子清火除烦；汗多者，加浮小麦益气除热；梦多者，加龙骨、龙齿镇静安魂。

八、星夏散结汤

⊕ **方剂出处** 自拟方

方剂组成

制天南星 12g，清半夏 12g，生麻黄 9g，郁金 15g，百部 30g，柴胡 9g，水蛭 5g，三七 5g，白芥子 12g，浙贝母 30g。

⊕ **适用证候**

甲状腺癌患者伴发肺结节属痰瘀互结证。见影像学提示肺部小结节，症见乏力，纳眠可，舌淡红、有瘀斑，苔黄腻，脉沉弦。

⊕ **加减应用**

咳嗽者，加紫苏、炙杏仁、紫菀止咳降逆；眠差者，加合欢花解郁安神。

九、生脉饮

⊕ **方剂出处** 《医学启源》

⊕ **原文记载**

《医学启源》："补肺中元气不足。"

《内外伤辨惑论·卷中》："圣人立法，夏月宜补者，补天真元气，非补热火也，夏食寒者是也。故以人参之甘补气，麦门冬苦寒泻热，补水之源，五味子之酸，清肃燥金，名曰生脉散。孙真人云：五月常服五味子，以补五脏之气，亦此意也。"

《医方考》："肺主气，正气少故少言，邪气多故多喘。此小人道长，君子道消之象。人参补肺气，麦冬清肺气，五味子敛肺气，一补一清一敛，养气之道毕矣。名曰生脉者，以脉得气则充，失气则弱，故名之。东垣云：夏月服生脉散，加黄芪、甘草，令人气力涌出。若东垣者，可以医气极矣。"

《古今名医方论》引柯韵伯："麦冬甘寒，清权衡治节之司；人参甘温，补后天营卫之本；五味酸温，收先天天癸之原。三气通而三才立，水升火降，而合既济之理矣。"

《医方集解》："人参甘温，大补肺气为君；麦冬止汗，润肺滋水，清心泻热为臣，五味酸温，敛肺生津，收耗散之气为佐。盖心主脉，肺朝百脉，补肺清心，则元气充而脉复，故曰生脉也。夏月炎暑，火旺克金，当以保肺为主，清晨服此，能益气而祛暑也。"

《成方便读》："方中但以人参保肺气，麦冬保肺阴，五味以敛其耗散。不治暑而单治其正，以暑为无形之邪，若暑中无湿，则不致留恋之患，毕竟又无大热，则清之亦无可清，故保肺一法，即所以祛暑耳。此又治邪少虚多，热伤元气之一法也。在夏月肺虚者，可服之。"

《温病条辨》："汗多而脉散大，其为阳气发泄太甚，内虚不可留恋可知。生脉散酸甘化阴，守阴所以留阳，阳留，汗自止也。以人参为君，所以补肺中元气也。"

《血证论》："人参生肺津，麦冬清肺火，五味敛肺气，合之甘酸化阴，以清润肺金，是清燥救肺汤之先声。"

方剂组成

人参12g（或易为西洋参30g），麦门冬30g，五味子12g。

⊙ 适用证候

甲状腺癌患者放疗后副作用。见放疗后口干，饮不解渴，舌红，少苔，脉浮数。本方药少力专，一般不单独使用，多合方应用。

十、逍遥丸

⊕ **方剂出处**　《太平惠民和剂局方》

⊕ **原文记载**

《太平惠民和剂局方·卷九》："逍遥散，治血虚劳倦，五心烦热，肢体疼痛，头目昏重，心忪颊赤，口燥咽干，发热盗汗，减食嗜卧，及血热相抟，月水不调，脐腹胀痛，寒热如疟。又治室女血弱阴虚，营卫不和，痰嗽潮热，肌体羸瘦，渐成骨蒸。"

《医宗金鉴·卷二十六》："故逍遥散治肝火之郁于本脏者也，木郁达之，顺其性也。"

《景岳全书》："若母郁怒伤肝脾而乳热者，用归脾汤、逍遥散。"

方剂组成

当归 30g，白芍 12g，白术 15g，茯苓 15g，柴胡 9g，甘草 3g，薄荷 3g，生姜 6 片。

⊕ **适用证候**

甲状腺癌属肝郁血虚脾弱证。症见乳房胀痛或两胁作痛，心烦，急躁易怒，情绪低落，头痛目眩，口燥咽干，神疲食少，月经不调，舌质红，苔薄，脉弦而虚。

⊕ **加减应用**

汗多者，加浮小麦、煅牡蛎、煅龙骨收敛止汗；失眠者，加炒酸枣仁、柏子仁、合欢花、夜交藤宁心安神；纳差者，加鸡内金、炒神曲、炒麦芽开胃消食。

第四节 ※ 临床诊治心悟

　　笔者在临床上接诊的患者大多是已经接受外科手术，术后欲中药调理、维持巩固、预防复发者。中医药在治疗甲状腺癌术后综合征方面具有明显的特色和优势，可明显减轻患者痛苦，提高其生活质量，现将笔者在临床上的心得体会与大家分享。

一、疏肝健脾为调理重点

　　甲状腺是一个很容易受到情绪影响的器官，有数据显示，甲状腺癌患者以女性为多。女性患者因为生理、心理等原因，更容易受到外界环境、疾病等因素影响，产生各种情志病变。足厥阴肝经循喉咙，女子以肝为先天，忧虑恼怒，情志不畅，肝经气血失调，使肝气瘀滞，气滞则痰凝，气滞则血瘀，最终气滞、痰凝、瘀血聚结于颈前发为此病。故临床上应重视疏肝理气，调畅情志。对于门诊患者，除了药物治疗外，笔者经常给予心理疏导，劝解患者，这也是临床治疗的重要内容。笔者的门诊患者一般都拿着两张药方，一张是中药药方，另一张是"无字药方"即心理指导，因患者的心理同样应该受到医生的重视。

二、软坚散结为治疗常法

　　甲状腺癌外部征象为项部肿块，坚硬如石，凹凸不平，不甚疼痛，此乃痰瘀互结所致，总属一实质性病变，应以软坚散结为主要治则。"病痰饮者当以温药治之、咸可软坚"，故多选取味咸性温中药，如海藻、昆布、浙贝母、鳖甲、僵蚕等，常用方剂如软坚消积汤、消瘤散、星夏散结汤等。需要注意的是，中医药对于肿块的近期消除作用较弱，如果患者肿块较大，监测其发展较快，有压迫气管、神经的倾向，急则治其标，应该建议患者先选择外科切除，后续再进一步行中医药调理。对于有保守治疗意愿的患者，嘱其长期服用中药，定期检测，达到带瘤生存的目的。

三、扶正祛邪始终兼顾

甲状腺肿瘤外部征象为一坚硬的肿块，看似实象，但《医宗必读》曾云："积之成也，正气不足，而后邪气居也。"肿瘤患者严格意义上讲，无纯虚、纯实之说，治疗上不可因外在征象一味软坚散结，选用大毒、攻伐之药，损伤正气太过；也不可一味壅补，助长病邪，须审查患者虚实之多少，配伍适当，虚实共治，即使患者体质坚实，也要时刻固护胃气，防药石败胃，以扶正祛邪为主要思想。

西医学认为，甲状腺癌完全切除即为治愈。中医则不然，外在征象虽然消失，若内在环境未改善，痰湿、瘀血存在，仍有复发和发展的趋势。对于术后患者，即使西医学完全治愈，中医上仍要因人制宜，辨别患者术后体质，施以不同治则，促进患者内在气血阴阳平衡。如气滞者常服逍遥散、越鞠丸，气郁化火者常服丹栀逍遥散，气血不调者常服当归芍药散，通过西医手术和中医药辨治，可起到"急则治其标，缓则治其本"的目的。

诊治甲状腺癌医案

翟某某，女，生于 1970 年 1 月 15 日，河南省郑州市人。2021 年 9 月，患者在河南省某中医院进行体检，发现甲状腺结节，医生说结节比较大，建议患者做进一步的检查。之后前往河南省某人民医院，检查确诊为甲状腺恶性肿瘤伴双颈部淋巴结转移，后行全甲状腺切除术、双侧喉返神经探查、双侧中央区淋巴结清扫术和双侧颈淋巴结清扫术，术后常规病理回示：甲状腺右侧叶及峡部：乳头状癌，经典型＋滤泡亚型，肿物 3cm×2cm×1.8cm，癌组织累及周围纤维、脂肪组织，未见脉管癌栓及神经侵犯，周边甲状腺组织呈桥本甲状腺炎。甲状腺左侧叶：乳头状癌，经典型，肿物约 1cm，侵犯被膜；余甲状腺组织呈桥本甲状腺炎。手术后的淋巴结清扫导致患者术后脖颈严重水肿，甚至吃饭、睡觉都受到了极大的影响，生活质量严重下降，患者感觉自身体质与手术前判若两人，想请中医进行治疗。

2021 年 12 月 7 日初诊：术后脖颈水肿，乏力，怕冷，平卧时气短，易汗出，腿麻，偶尔心慌、吞咽困难，难以入睡，口苦口干，大便干，小便可，舌质淡白，苔薄黄，脉浮数。

西医诊断：	甲状腺癌伴双颈部淋巴结转移。
中医辨证：	气血亏虚，阳虚水泛。
治法：	补气养血，温阳利水。
方名：	薯蓣丸合五苓散。

处方：	党参 30g，白术 30g，桂枝 15g，防风 12g，桔梗 12g，杏仁 12g，柴胡 9g，白芍 30g，麦门冬 30g，大枣 6g，泽泻 15g，猪苓 30g，葶苈子 30g，浮小麦 30g，牡蛎 30g，炒麦芽 15g，白蔹 12g，茯苓 30g，干姜 9g，神曲 15g，川芎 12g，山药 30g，当归 30g，熟地黄 30g。
煎服法：	7 剂，水煎服，每日 1 剂。每剂头煎、二煎共取药汁 400mL，混合后分 2 次服，即上午 10 时，下午 4 时服药，每次 200mL。

2021 年 12 月 14 日二诊：服上方后，颈部肿胀减轻一半，自觉身体轻快很多，睡眠改善，怕冷好转，口苦改善，大便干及腿麻症状基本消失。现症见：近两日自觉颈部紧张及不定时刺痛；仍有自汗出，活动后加重；稍有乏力，口干，稍有口苦；平卧时气短，颈部发紧时吞咽困难，睡眠时间 5~7 小时；二便可，偶尔心慌。舌质淡白，苔薄黄，脉浮数。

守一诊方加夏枯草 30g，三棱 15g，莪术 15g。30 剂。煎服法同上。

2022 年 1 月 18 日三诊：服上方 30 剂后，颈部肿胀减轻 2/3，体力增加，每日可散步 6 000 步。睡眠时间如前。现症见：近两日自觉腿困，肩膀活动受限；颈部紧张及不定时刺痛，发紧时吞咽困难；仍有自汗出，活动后加重；口干，稍有口苦；稍重体力运动后觉轻度气短。舌质淡红，苔薄黄，脉浮数。

调整处方为软坚消积汤合五苓散加减。柴胡 15g，夏枯草 30g，路路通 6g，丹参 12g，红花 10g，桃仁 12g，泽兰 15g，王不留行 6g，白芥子 12g，海藻 30g，牡蛎 30g，蜈蚣 6g，僵蚕 12g，鳖甲 30g，桂枝 15g，茯苓 30g，猪苓 30g，泽泻 15g，白术 15g，黄芩 6g。30 剂。煎服法同上。

经电话随访，患者 2022 年 4 月 12 日复查，结果正常，身体情况基本恢复，仍在按时服药。

按语

甲状腺癌是临床常见的一类颈部恶性肿瘤，目前治疗首选手术。由于手术治疗需行颈部淋巴结清扫，而颈部淋巴系统丰富，颈部清扫切断部分束支后，通过其他分支代偿能力弱，成为发生淋巴水肿的重要原因。术后有相当比例患者出现切口区水肿、强直、麻木、疼痛不适等症状，严重影响患者的生活质量。如果早期不及时治疗，高渗液长期刺激，周围组织成纤维细胞增殖，胶原蛋白沉积，纤维化加重，淋巴回流受阻加重，使水肿进一步加重且难以恢复，后期更出现皮肤营养不良，感染等促进瘢痕增生因素，形成恶性循环。

该患者术后脖颈水肿，口干口苦为术后伤及经络，津液气血运行受阻，故出现局部水肿，口干口苦等症状；术后伤及人体阳气，加之手术室温度较低，患者感受寒凉之气，故患者出现恶寒怕冷，神疲乏力；阳气虚固摄失职，则见动则汗出；气血不足，无以濡养心神则见心慌、心悸等一系列气血亏虚，机体失养的症状。首选薯蓣丸与五苓散补气养血，温阳利水。

薯蓣丸与五苓散同出自医圣张仲景的《伤寒杂病论》。薯蓣丸由薯蓣、当归、桂枝、神曲、干地黄、大豆黄卷、甘草、人参、川芎、白芍、白术、麦门冬、杏仁、柴胡、桔梗、茯苓、阿胶、干姜、白蔹、防风、大枣 21 味中药组成。方中既有补气的四君子汤（人参、白术、茯苓、甘草），又有补血的四物汤（熟地黄、当归、白芍、川芎），同时有温补脾胃的干姜、甘草，滋阴的麦门冬，疏肝的柴胡等，达气血阴阳俱补的功效，兼有驱散表邪的作用。正如《伤寒杂病论》中"风气百疾，诸不足，薯蓣丸主之"。五苓散证之病因原见于汗后或误治后诸症，其病机为表阳已虚，胃津已伤，水停心下，三焦水道受阻，而使湿或饮停于肌肉、心下、小肠、膀胱；膀胱气化功能失调，小便不利，加重了三焦水道的阻滞。五苓散通过利小便而通调三焦、运化水液，调气布津，从而明显地改善患者阳虚气化不利而导致的水肿。因此，无论是颈部淋巴水肿，还是临床上常见的四肢水肿、脑水肿、腹水、胸水，都可以灵活加减使用。方中用白术、泽泻、茯苓可利皮水、肌水和心下水，猪苓直接作用于膀胱；桂枝加强三焦和膀胱的气化功能，同时改善腠理功能外散表邪，使肌部水肿通过三焦水道，从膀胱通过尿液排出而消除水肿。

在患者之后的复诊中，分别针对其颈部紧张及不定时刺痛，少量加味夏枯草、三棱、莪术增软坚散结之力，但仍将扶正放在重中之重的位置。直至患者又服用 1 个月中药后，其乏力等气血亏虚症状已经不明显时，才将处方调整为软坚消积汤与五苓散合方，使扶正祛邪并重，达到预防肿瘤复发的目的。

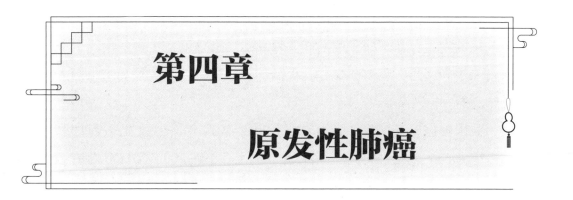

第四章

原发性肺癌

第一节 ※ 概　述

　　原发性肺癌（简称肺癌）是起源于支气管黏膜、腺体或肺泡上皮的肺部恶性肿瘤，已经成为我国发病率和死亡率最高的恶性肿瘤，严重危害人们的生命健康。2021 年世界卫生组织国际癌症研究机构发布《2020 全球癌症报告》，2020 年全球新发癌症病例为 1 929 万例，全球死亡癌症病例为 996 万例，肺癌新发病例为 220 万例，占比 11.4%，发病率位于全球第 2 位；肺癌死亡病例为 180 万例，占比 18%，死亡率位居全球第 1 位；其中，我国肺癌新发病例为 457 万例，位列我国恶性肿瘤发病率的第 1 位；肺癌死亡病例约为 71 万例，为我国恶性肿瘤死亡率的第 1 位；也是我国男性和女性肿瘤相关死因的第 1 位。吸烟是肺癌的首要危险因素，石棉、氡、铍、铬、镉、镍、硅、煤烟和煤烟尘暴露是肺癌比较明确的危险因素，慢性阻塞性肺疾病（COPD）、哮喘等肺部相关疾病史、室内空气污染、肿瘤家族史、营养与饮食均与肺癌的发生存在不同程度的相关性，对于女性而言更多的危险因素来自二手烟暴露、室内油烟。合理的体育锻炼、新鲜蔬菜和水果摄入是肺癌的保护因素。

我国肺癌患者确诊时多为晚期，2012~2014 年，中国 ⅢA~Ⅳ 期肺癌占比为 64.6%。我国肺癌年龄标化 5 年生存率在 2003~2015 年略有上升，但仍不超过 20.0%，总体 5 年生存率偏低。研究显示，肺癌 5 年生存率随着诊断分期的升高而降低，Ⅰ 期患者的 5 年生存率为 55.5%，而 Ⅳ 期仅为 5.3%。国内外证据表明，对肺癌高风险人群筛查，可以早期发现肺癌，改善预后，降低肺癌死亡率。为了推进我国肺癌筛查服务的进行，在 2021 年我国发布了《中国肺癌筛查与早诊早治指南（2021，北京）》，旨在实现肺癌的早诊早查，降低我国肺癌病死率。

继手术、化疗和放疗三大常规治疗手段之后，近年来，笔者开展了一系列关于肺癌中医药治疗的高水平循证医学研究，中西医结合已经成为肺癌治疗的重要部分，尤其在我国采取中西医结合的治疗方案，中晚期肺癌患者的生活质量和生存期均有明显的提高。如何发挥中医药特色，为患者选取最佳方案，是我们的责任。

中医学无"肺癌"的名称，从其临床症状将其归属于"肺积""痞癖""咳嗽""肺痿"等范畴。《难经》曰："肺之积，名曰息贲，在右胁下，覆大如杯，久不已，令人洒淅寒热，喘咳，发肺壅。"宋·严用和《严氏济生方》记述："息贲之状，在右胁下，大如覆杯，喘息奔溢，是为肺积，诊其脉浮而毛，其色白，其病气逆，背痛，少气，喜忘，目瞑，肤寒，皮中时痛，或如虱缘，或如针刺。"《景岳全书》中记载："积聚之病，盖脾虚则中焦不运，肾虚则下焦不化，正气不行，则邪滞得以居之。"周慎斋言："扶脾即所以保肺，培土生金也。"《杂病源流犀烛·积聚癥瘕痃癖痞源流》云："邪积胸中，阻塞气道，气不得通，为痰，为食，为血，皆邪正相搏，邪既胜，正不得制之，遂结成形而有块。"

中医认为，引起肺癌的病因有内、外之分。内因为饮食失节、情志不遂导致脏腑功能失调，尤其肺、脾、肾三脏，致气血津液代谢异常，痰湿内聚，气滞血瘀，郁结在肺发为肿瘤；外因为六淫邪毒犯肺，致使肺宣降失司，痰凝气滞，郁结成瘤。年高体弱者，正气内虚邪毒直中，更易致肺部癌肿的发生。

第二节 ※ 648 例肺癌基本情况分析

笔者从"肿瘤临床诊疗与患者管理一体化平台"系统中整理出自 2018 年 1 月至 2021 年 12 月于河南中医药大学第一附属医院门诊及河南中医药大学第三附属医院门诊就诊的肺癌患者共 648 例，累计就诊频次 2 038 次。其中，男性患者 388 例，占比 60%；女性患者 260 例，占比 40%，男女比例为 3 : 2。就诊患者年龄最小的 18 岁，最大的 94 岁，年龄在 61~70 岁的患者人数最多，为 221 例，占比 34.10%；51~60 岁患者，为 195 例，占比 30.09%；71~80 岁患者，为 102 例，占比 15.74%；41~50 岁，82 例，占比 12.65%。648 例患者中因放疗、化疗后不良反应前来就诊者最多，有 418 例，占比 64%；术后欲中药调理、维持巩固、预防复发者有 120 例，占比 19%；因自身原因不能手术、放疗、化疗等，前来寻求中医药保守治疗者 75 例，占比 12%。病理统计：肺腺癌 338 例，占比 52.16%；肺鳞癌 103 例，占比 15.90%；小细胞肺癌 94 例，占比 14.51%；大细胞癌 3 例，占比 0.46%；小细胞癌－腺癌混合为 1 例、肺泡硬质细胞瘤 1 例，均占比 0.15%；神经内分泌癌各 1 例，均占比 0.15%；病理不明确或未记录者 107 例，占比 16.51%。

第三节 ※ 常用处方分析

经笔者统计整理后，共计使用 203 个处方，累计使用频次 2 085 次。使用频率高的前 10 位方剂如表 4 所示。

表 4　使用频率高的前 10 位方剂

排序	方剂	频数	频率（%）
1	薯蓣丸	315	15.46
2	百合固金汤	132	6.48
3	金鱼汤	97	4.76
4	星夏散结汤	97	4.76
5	苏子降气汤	94	4.61
6	生脉饮	93	4.56
7	三子养亲汤	71	3.48
8	人参败毒散	57	2.80
9	化痰降气汤	56	2.75
10	补肾护骨汤	55	2.70

一、薯蓣丸

◇ **方剂出处**　《金匮要略》

◇ **原文记载**

《金匮要略·血痹虚劳病脉证并治第六》："虚劳诸不足，风气百疾，薯蓣丸主之。"

《太平惠民和剂局方·卷五》："诸虚百损，五劳七伤，肢体沉重，骨节酸疼，心中烦悸，唇口干燥，面体少色，情思不乐，咳嗽喘乏，

伤血动气，夜多异梦，盗汗失精，腰背强痛，脐腹弦急，嗜卧少气，喜惊多忘，饮食减少，肌肉瘦瘁。又治风虚，头目眩晕，心神不宁，及病后气不复常，渐成劳损。久服补诸不足，愈风气百疾。"

《旧唐书·张文仲传》："张文仲，洛州洛阳人也……文仲集当时名医，共撰疗风气诸方……风状百二十四，气状八十。"

方剂组成

山药 30g，党参 30g（重者加至 60g），茯苓 15g，白术 12g，当归 20g，炒白芍 12g，熟地黄 15g，川芎 12g，桂枝 12g，防风 6g，柴胡 6g，干姜 10g，炒杏仁 12g，桔梗 10g，白蔹 12g，麦门冬 30g，炒神曲 15g，炙甘草 10g。

⊕ 适用证候

肺癌患者出现明显的虚劳症状，兼见外感风邪表证。症见体瘦，形疲面萎，咳嗽痰少，白黏痰，色㿠白，畏寒，多汗恶风，偶有低热，神倦乏力，自觉口中无味，纳差，大便稀溏等。

⊕ 加减应用

口渴喜饮，舌红少苔者，加麦门冬、知母、百合、石斛等滋阴生津；肺癌肿瘤者，加浮海石、浙贝母，石见穿等软坚消积；汗出较多者，加牡蛎、浮小麦收敛止汗；气虚及阳、下元有亏、恶风寒重者，加附子、细辛、菟丝子、肉桂等温摄下元。

二、百合固金汤

⊕ 方剂出处 《周慎斋遗书》

⊕ 原文记载

《周慎斋遗书·卷七》："手太阴肺病，有因悲哀伤肺，患背心、前胸肺募间热，咳嗽咽痛，咯血，恶寒，手大拇指循白肉际间上肩背，至胸前如火烙，宜百合固金汤。"

《医方论·卷一》："此方金水相生，又兼养血，治肺伤咽痛失血者最宜。李士材谓清金之后，急宜顾母，识解尤卓。予谓咽痛一定，即当培土生金也。"

《医方集解》："此手太阴足少阴药也（肺肾为子母之脏，故补肺者，多兼滋肾）。金不生水，火炎水干，故以二地助肾滋水退热为君。百合保肺安神，麦门冬清热润燥，元参助二地以生水，贝母散肺郁而除痰，归、芍养血兼以平肝（肝火盛则克金），甘、桔清金，成功上部（载诸药而上浮），皆以甘寒培元清本，不欲以苦寒伤生发之气也。"

方剂组成

熟地黄 30g，生地黄 30g，当归 30g，白芍 12g，甘草 6g，桔梗 12g，玄参 9g，浙贝母 15g，麦门冬 30g，百合 30g。

⊕ 适用证候

肺癌属肺肾阴亏，虚火上炎证。症见咳嗽气喘，痰中带血，咽喉燥痛，头晕目眩，耳鸣，午后潮热，腰膝酸软，舌红少苔，脉细数。

⊕ 加减应用

气虚明显者，加黄芪、太子参；咯血者，加仙鹤草、黄芩炭、地黄炭等；气喘较重者，加紫菀、百部、款冬花等。

三、金鱼汤

⊕ **方剂出处** 全国名中医毛德西教授

方剂组成

金荞麦 30g，鱼腥草 30g，生麻黄 9g，蜜麻黄 9g，陈皮 12g，蝉蜕 12g，百部 30g，甘草 9g，黄芩 9g，桔梗 15g，南沙参 15g，北沙参 30g。

⊕ **适用证候**

肺癌患者属痰热蕴肺证。症见咳嗽咳痰，量多、色黄、质黏，口干喜饮，舌红，苔黄腻，脉滑数。

⊕ **加减应用**

口干者，加麦门冬、玉竹、芦根、石斛等滋阴生津；体质坚实者，加浮海石、石见穿软坚散结；痰多伴气味腥臭者，加皂角刺托毒排脓。

四、星夏散结汤

⊕ **方剂出处** 自拟方

方剂组成

制天南星 12g，清半夏 12g，生麻黄 6g，郁金 15g，百部 30g，柴胡 9g，水蛭 3g，三七 5g，白芥子 12g，浙贝母 30g。

⊕ **适用证候**

肺癌患者属痰瘀互结证。影像学提示为肺部肿块或肺部结节。症见咳嗽、胸闷、胸痛等肺部症状不甚明显，舌淡红有瘀斑，苔薄，脉沉涩。

⊕ **加减应用**

肿块较大者，加浮海石、蜈蚣、僵蚕等软坚散结；音哑者，加蝉蜕、木蝴蝶利咽开音；体虚者，加党参、太子参等健脾益气。

五、苏子降气汤

⊕ **方剂出处**　《太平惠民和剂局方》

⊕ **原文记载**

《太平惠民和剂局方·卷三》："治男女虚阳上攻，气不升降，上盛下虚，膈壅，痰多，咽喉不利，咳嗽，虚烦引饮，头目昏眩，腰痛脚弱，肢体倦怠，腹肚疠刺，冷热气泻，大便风秘，涩滞不通，肢体浮肿，有妨饮食。"

《千金方衍义·卷七》："脚气患在浊气上攻。故以苏子、橘皮、前胡、厚朴辛温降气；半夏、生姜涤除痰湿；桂心、当归温散滞血；甘草、大枣调和中气。全以降泄逆气为主，故《局方》更名苏子降气汤。后世取治虚阳上攻，痰涎壅盛，肺气喘满，服之气降即安。可见用方但取合宜，不必拘执何病主治也。"

《医宗金鉴》："肺主皮毛，一受风寒，内闭肺气，则气逆不降，呼吸气急，故作喘也。发热无汗，宜以华盖散，汗而散之。若肺气本虚，外复被风寒所伤者，宜以紫苏饮子，补而散之。若肺虚外无风寒所伤，内无痰涎壅塞，惟气逆喘急者，以加减苏子降气汤，降则逆气，其喘自愈。治者宜详之。"

《万病回春》："苏子降气汤治阳虚上攻，气不升降，上盛下虚，痰涎壅盛、喘促气满咳嗽。"

方剂组成

紫苏子 30g，姜半夏 15g，陈皮 12g，炙甘草 9g，前胡 30g，厚朴 15g，当归 30g，肉桂 6g。

⊕ 适用证候

肺癌患者属下实上虚证。症见痰涎壅盛，喘嗽短气，呼多吸少，胸膈痞闷，腰痛脚弱，水肿，舌淡白，苔厚腻，脉沉弱。

⊕ 加减应用

恶心、呕吐重者，加姜竹茹、姜半夏、生姜等降逆止呕；气逆重者，加丁香、沉香温肾纳气；水肿者，加茯苓、桂枝等温阳利水。

六、生脉饮

⊕ 方剂出处　《医学启源》

⊕ 原文记载

《医学启源》："补肺中元气不足。"

《内外伤辨惑论·卷中》："圣人立法，夏月宜补者，补天真元气，非补热火也，夏食寒者是也。故以人参之甘补气，麦门冬苦寒泻热，补水之源，五味子之酸，清肃燥金，名曰生脉散。孙真人云：五月常服五味子，以补五脏之气，亦此意也。"

《医方考》："肺主气，正气少故少言，邪气多故多喘。此小人道长，君子道消之象。人参补肺气，麦门冬清肺气，五味子敛肺气，一补一清一敛，养气之道毕矣。名曰生脉者，以脉得气则充，失气则弱，故名之。东垣云：夏月服生脉散，加黄芪、甘草，令人气力涌出。若东垣者，可以医气极矣。"

《古今名医方论》引柯韵伯："麦冬甘寒，清权衡治节之司；人参甘温，补后天营卫之本；五味酸温，收先天天癸之原。三气通而三才立，水升火降，而合既济之理矣。"

《医方集解》："人参甘温，大补肺气为君；麦冬止汗，润肺滋水，清心泻热为臣；五味酸温，敛肺生津，收耗散之气为佐。盖心主脉，肺朝百脉，补肺清心，则元气充而脉复，故曰生脉也。夏月炎暑，火旺克金，当以保肺为主，清晨服此，能益气而祛暑也。"

《成方便读》："方中但以人参保肺气，麦冬保肺阴，五味以敛其耗散。不治暑而单治其正，以暑为无形之邪，若暑中无湿，则不致留恋之患，毕竟又无大热，则清之亦无可清，故保肺一法，即所以祛暑耳。此又治邪少虚多，热伤元气之一法也。在夏月肺虚者，可服之。"

《温病条辨》："汗多而脉散大，其为阳气发泄太甚，内虚不可留恋可知。生脉散酸甘化阴，守阴所以留阳，阳留，汗自止也。以人参为君，所以补肺中元气也。"

《血证论》："人参生肺津，麦冬清肺火，五味敛肺气，合之甘酸化阴，以清润肺金，是清燥救肺汤之先声。"

方剂组成

人参15g（或党参30g。有热象者，易为西洋参30g；体虚者，易为太子参30g），麦门冬30g，五味子12g。

⊕ 适用证候

肺癌患者属气阴两虚。症见口干，心悸，自汗，舌淡苔少，脉微。本方药少力专，一般不单独应用，多合方使用。

七、三子养亲汤

⊕ **方剂出处**　《皆效方》

⊕ **原文记载**

《皆效方》："高年咳嗽，气逆痰痞。"

《成方便读·卷三》："治老人气实痰盛，喘满懒食等证。夫痰之生也，或因津液所化，或因水饮所成。然亦有因食而化者，皆由脾运失常，以致所食之物，不化精微而化为痰。然痰壅则气滞，气滞则肺气失下行之令，于是为咳嗽、为喘逆等证矣。病因食积而起，故方中以莱菔子消食行痰；痰壅则气滞，以苏子降气行痰；气滞则膈塞，白芥子畅膈行痰。三者皆治痰之药，而又能于治痰之中各逞其长。食消气顺，喘咳自宁，而诸证自愈矣，又在用者之得宜耳。"

《医方考》："年高痰盛气实者，此方主之。"

《医方考》："痰不自动也，因气而动，故气上则痰上，气下则痰下，气行则痰行，气滞则痰滞。是方也，卜子能耗气，苏子能降气，芥子能利气。气耗则邪不实，气降则痰不逆，气利则膈自宽，奚痰患之有？飞霞子此方，为人子事亲者设也。虽然，治痰先理气，此治标之论耳，终不若二陈有健脾去湿治本之妙也。但气实之证，则养亲汤亦径捷之方矣。"

方剂组成

白芥子 12g，紫苏子 30g，莱菔子 30g。

⊕ **适用证候**

肺癌患者属痰壅气逆证。症见咳嗽喘逆，痰多胸痞，食少难消，舌苔白腻，脉滑。

⊕ **加减应用**

寒痰者，加半夏、天南星、陈皮等；热痰者，加瓜蒌、竹茹、浙贝母等；咳喘气逆重者，加麻黄、款冬花、紫菀、百部等。

八、人参败毒散

⊕ **方剂出处**　《太平惠民和剂局方》

⊕ **原文记载**

《寓意草》："伤寒病有宜用人参入药者，其辨不可不明。若元气素弱之人，药虽外行，气从中馁，轻者半出不出，留连为困；重者随元气缩入，发热无休。所以虚弱之体，必用人参三、五、七分，入表药中，少助元气，以为驱邪之主，使邪气得药，一涌而出，全非补养虚弱之意也。"

《医方集解》："此足太阳、少阳、手太阴药也。羌活入太阳而理游风，独活入少阴而理伏风，兼能去湿除痛，柴胡散热升清，协川芎和血平肝，以治头痛目昏，前胡、枳壳降气行痰，协桔梗、茯苓以泄肺热而除湿消肿，甘草和里而发表，人参辅正以匡邪，疏导经络，表散邪滞，故曰败毒。"

《张氏医通》："问时疫初起，用人参败毒，得毋助邪为虐之患乎，又何以治非时寒疫，汗后热不止？盖时疫之发，必入伤中土，土主百骸，无分经络，毒气流行，随虚辄陷，最难巨测。亟乘邪气未陷时，尽力峻攻，庶克有济。其立方之妙，全在人参一味，力致开合，始则鼓舞羌、独、柴、前，各走其经，而与热毒分解之门；继而调御津精血气，各守其乡，以断邪气复入之路，以非时之邪，混厕经中，屡行疏表不应，邪伏幽隐不出，非藉人参之大力，不能载之外泄也。"

《温病条辨》："此证乃内伤水谷之酿湿，外受时令之风湿，中气本自不足之人，又气为湿伤，内外俱急，立方之法，以人参为君，坐镇中州；为督战之帅，以二活、二胡合芎勞，从半表半里之际领邪外出，喻氏所谓逆流挽舟者此也，以枳壳宣中焦之气，茯苓渗中焦之湿，以桔梗开肺与大肠之痹，甘草和合诸药，乃陷者举之之法，不治痢而治致痢之源。痢之初起，憎寒壮热者，非此不可也。"

《成方便读》："方中必先以人参补正却邪。羌活走表，以散游邪，独活行里，以宣伏邪，柴胡、桔梗散热升清，枳壳、前胡消痰降气，川芎芳香以行血中之气，茯苓淡渗以利气中之湿，甘草协和各药，使之不争，生姜辟秽祛邪，令其无滞。于是各建其长，以收全功，皆赖人参之大力，驾驭其间耳。至于治痢用此者，此喻氏逆流挽舟之法，以邪从表而陷里，仍使里而出表也。"

方剂组成

人参12g（或党参30g），羌活30g，独活12g，前胡30g，柴胡9g，甘草6g，茯苓30g，桔梗9g，枳壳12g，川芎12g，生姜3g，薄荷3g。

⊕ 适用证候

肺癌患者属气虚络阻证。症见胸痛隐隐，部位不定，休息后缓解，神疲乏力，少气不足以息，动则益甚，声低气怯，语声低微，胸闷，咳喘无力，面色淡白，食欲不佳，舌淡，苔白腻，脉虚等。

⊕ 加减应用

睡眠不佳者，加夜交藤、炒酸枣仁、合欢花等养血宁心安神；合并胸腔积液者，加葶苈子、防己、猪苓、泽泻、桂枝、椒目等利水除湿；正气虚甚者，取十全大补汤气血双补之义加熟地黄、黄芪、当归、白芍、肉桂。

九、化痰降气汤

⊕ **方剂出处**　自拟方

> **方剂组成**
>
> 清半夏 12g，炙甘草 9g，旋覆花 30g，陈皮 12g，黄连 6g，石菖蒲 30g，茯苓 30g，全瓜蒌 30g，远志 15g。

⊕ **适用证候**

　　肺癌患者属痰热蕴肺证。症见咳嗽气喘，咳痰，色黄、量中等、质黏稠、不易咳出，伴见心烦、口干、口苦，舌质红，苔黄腻，脉细数。

⊕ **加减应用**

　　胸水者，加葶苈子、泽泻、猪苓、茯苓等利水祛湿；痰涎甚者，加莱菔子、白芥子等降气化痰；食欲不振者，加焦三仙健脾开运。

十、补肾护骨汤

⊕ **方剂出处**　自拟方

> **方剂组成**
>
> 菟丝子 30g，熟地黄 30g，炒杜仲 30g，川断 30g，肉苁蓉 30g，骨碎补 30g，炒白芥子 9g，独活 10g。

⊕ **适用证候**

　　肺癌患者骨转移属肾精亏虚。症见疼痛，痛有定处，痛处拒按，腰膝酸软，形体消瘦，伴五心烦热、盗汗，神疲乏力，舌淡，苔少，脉沉细。影像学提示有骨转移。

⊙ **加减应用**

疼痛者，加延胡索、制乳香、蒲黄等理气止痛；大便干结者，加生白芍、生白术、火麻仁润肠通便；干结如羊屎者，加芒硝润燥软坚。

第四节 ※ 临床诊治心悟

笔者在临床上接诊的肺癌患者，均为晚期患者，经过手术，或放疗、化疗后，恶性肿瘤复发转移或治疗后出现并发症。患者有明显的呼吸道症状和全身症状，非常痛苦，严重影响生活质量。采用中医药辨证治疗，大多数患者均能减轻痛苦，生活质量明显提高，生存期延长。现将临床诊疗体会与大家分享。

一、治肺勿忘脾肾二脏

《灵枢·百病始生》载有："壮人无积，虚则有之。"《医宗必读·积聚病》记载："积之所成，正气不足，而后邪气踞之。"笔者认为，肺癌发病的重要条件是正气不足，机体阴阳失衡，脏腑功能失调，此为内因。从就诊患者年龄来看，在61~70岁的病例数最多，为221例，占比达34.10%；其次为51~60岁，195例，占比30.09%；71~80岁，102例，占比15.74%；50岁以上患者占比达79.91%。年高之人，元气衰败，脏腑虚损是发病的基础，加之外邪侵袭，内外和之，发为此病，直接病位在肺，间接病位涉及脾、胃、肾、肝等，尤以脾肾二脏为主。肾为先天本，《内经》云："年四十，而阴气自半也，起居衰矣，年五十，体重，耳目不聪明矣。"年岁渐长，肾气自衰；脾为后天气血生化之本，主运化水谷精微，健脾以复后天。脾为生痰之源，肺为贮痰之器，肺为水之上源，肾为主水之脏，痰湿、瘀血阻滞气机，结聚成块，治病求本，健脾利湿，以杜生痰之源，温肾利水，荡涤顽痰瘀血。常用方剂如薯蓣丸、三子养亲汤、苏子降气汤、百合固金汤等。

二、选方用药平和为先

肺为华盖，其位最高，覆盖五脏六腑，外合于皮毛，内开窍于口鼻，最易受外邪侵袭。肺为娇脏，用药不可大寒大热，攻伐太过，临床用药多以植物药为主，取其轻宣向外发散之意，符合肺脏生理特性，虫类药、毒性较大、药力迅猛的药物极少使用。临床接诊的肺癌患者，大多接受了西医一系列"祛邪"治疗，虚者为多，故治疗多以补为主，着重于扶正，寓祛邪于扶正之中，使邪去而正不伤；以健脾复中气、补肺益肾为主，同时在补气、补血时避免虚不受补，适当搭配理气药、活血化瘀药如柴胡、桃仁、川芎、枳壳等，使得而不滞，在甘温扶阳、温阳化气的同时配以养血滋阴之品，必要时可以使用血肉有情之品如阿胶、龟板、鹿角胶等，以恢复人体正气为主，使正胜邪却。

三、制化有序不可偏废

经络有运行气血，联络五脏六腑，沟通上下内外之功。五脏生克制化乘侮功能的正常发挥与经络密切相关。经络不通，则五脏生克制化的平衡被打破，疾病始生，癌肿亦是如此。人体就是一个小的平衡体，脏腑之间互相制衡。土为金之母，金为土之子，子病及母，肺金虚弱，邪毒乘虚而入，留滞肺脏。经络不畅，血行瘀滞，瘀毒交阻，日久而成肺积，影响脾的正常运化功能，而脾土不足则无以生养肺金；生理情况下肺金克肝木，避免肝木过盛，当肺金不足，木反侮金；肾水与肺金，金水相生，共同维持五脏生克制化。笔者临床诊治时多从整体出发，在选用入肺经药物，补肺气、调节肺的宣发肃降、调畅气机的同时选用入脾经方药，如薯蓣丸，取其培土生金之意；选用入肝经药物，以疏肝条达；入肾经之药，以养先天之本。

四、古方新用重在疗效

历代医家文献记载的许多方药，当今我们也用于肺癌的诊治中，但这些药方多散见于咳嗽、喘证、水肿、胸痛等病证中。中医对疾病的治疗是以减轻或缓解临床症状为标准，不单以瘤体大小为指标，这是中西医对肿瘤疗效评价的根本区别。患者症状减轻、生活质量好转就是疗效的表现，仅关注局部瘤体的变化，忽视患者整体，只会因小失大。所以肿瘤医生接诊患者的过程中不要被疾病名称束缚，要结合患者的当下症状，辨病与辨证相结合，辨证论治为主，积极探索挖掘经验方药，发挥中医药特色。

笔者在临床上对此深有体会，如人参败毒散在古书中记载用于虚人外感，而笔者在临床上多用于治疗肺癌胸痛，疗效明显；化痰降气汤为二陈汤与小陷胸汤合方加减，对于肺癌患者气逆痰阻之咳嗽效佳；薯蓣丸原方用于虚劳，笔者多用于治疗肺癌癌因性疲乏患者；黑锡丹用于治疗肺癌晚期喘脱危证，也收到较好疗效。作为中医医生，我们一定要坚信中医中药，坚持辨证论治，将更多的经典名方应用到临床中。

诊治肺癌医案

樊某某，男，51岁，河南省周口市人。

2020年8月30日就诊：患者诉右肺腺癌术后5个月余，已化疗5次。2020年2月无明显诱因出现咳嗽、咳痰，于周口市某医院确诊肺癌，并行"肺癌根治术"，术后病理示：右肺下叶腺癌，送检淋巴结（1/1），切缘未见癌浸润。术后化疗5次，化疗用药"奈达铂＋培美曲塞"，化疗期间出现右胸腔包裹性积液。现症为左右胸胁部活动后疼痛，右侧胸腔中等量积液，轻微胸闷，咳嗽，少量白痰，有口腔溃疡，纳可，眠一般，二便调，自感口中异味，胃脘胀满，矢气多，肠鸣音亢进，喜食凉食。舌淡，苔白、有裂纹。

西医诊断：	右肺腺癌术后。
中医辨证：	肺气亏虚，痰瘀阻络。
治法：	益气宣肺，通络止痛。
方名：	人参败毒散加味。
处方：	人参15g，茯苓30g，柴胡9g，前胡15g，枳壳12g，桔梗15g，川芎12g，葶苈子15g，元胡30g，桂枝15g，羌活15g，独活12g，石菖蒲15g，炒麦芽15g，炙甘草6g，炒山楂15g，炒神曲15g。
煎服法：	15剂，水煎服，每日1剂，早晚分服。

2020年9月6日二诊：服上方后，右胁肋部疼痛减轻，胸闷、口腔溃疡均好转，矢气减少，肠鸣音减轻。但仍感左胁肋部有疼痛感，

时有咳嗽及胃胀，纳、眠均一般，凌晨 2~4 时易醒，醒后入睡困难，二便调，脉细弦，舌淡，苔白腻。上方炙甘草加至 9g，另加党参 30g，炙麻黄 9g，炒杏仁 12g，黄芪 30g。30 剂，煎服法同上。

2020 年 9 月 30 日三诊：服上方后效可，左侧胸胁痛基本消失，只是在劳累后会感到隐疼，原有的口腔溃疡、咳嗽等症状均消失，睡眠不佳，多在凌晨 2~4 时醒来，醒后入睡困难，二便调。脉弦细，舌质淡，苔白稍腻。复查 CT 示：右胸腔包裹性积液。效不变方，仍以人参败毒散为基础方加减治疗。调整剂量为：人参 15g，茯苓 30g，党参 30g，柴胡 15g，川芎 12g，前胡 30g，桔梗 15g，南沙参 15g，西洋参 15g，北沙参 15g，桂枝 15g，羌活 30g，独活 15g，元胡 30g，川楝子 15g，黄芪 30g，泽泻 15g，白术 12g，猪苓 30g，僵蚕 15g，葶苈子 15g，炙甘草 6g，制南星 12g，薄荷 6g，生姜 9g，炒麦芽 15g，炒山楂 15g，炒神曲 15g，大枣 10g，三七 6g（冲服）。15 剂，煎服法同上。

按语

人参败毒散虽然临床应用广泛，但用于肺癌胸痛者甚少。根据多年临床经验，应用此方治疗肺癌胸痛，以益气通络为治疗大法，以气虚络阻为辨证要点，常获明显效果。同时根据患者伴随的其他症状，辨证施治，随症加减。合并胸水者，加葶苈子、防己、猪苓、泽泻、桂枝、椒目等增强利水作用；正气虚甚者，取十全大补汤气血双补之义加熟地黄、黄芪、当归、白芍、肉桂等；睡眠不佳者，加夜交藤、炒酸枣仁、合欢花等养血宁心安神；食欲不佳者，加炒麦芽、炒神曲、炒山楂健脾开胃消食，增进食欲；头懵、头晕者，加石菖蒲、远志等清头目、开心窍；腹胀者，加莱菔子、广木香、厚朴行气除胀；邪实壅胜者加夏枯草、浙贝母、鸡内金、郁金、鳖甲、莪术、三棱等软坚散结之药，或加全蝎、蜈蚣、水蛭、僵蚕等虫类药。

经过长期临床观察认为，恶性肿瘤为慢性消耗性疾病，长久必会消耗正气，而脾胃为后天之本，气血生化之源，肿瘤患者应加强营养。临床用药多以顾护胃气为本，尤其重视患者的饮食调适，注重扶正祛邪，以固护患者正气为主。中医药治疗肿瘤，首先坚持中医思维、整体观念、辨证论治，同时还要不断汲取西医学研究的新成果、新技术和新方法，主张中西医并重，优势互补，贯穿始终。

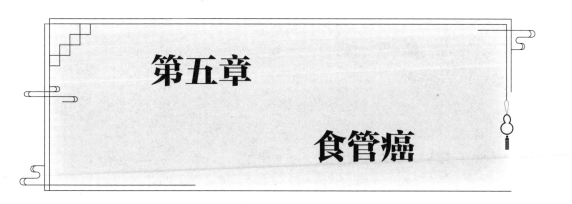

第五章

食管癌

第一节 ※ 概　述

　　食管癌（EC）是指食管鳞状上皮或腺上皮的异常增生所形成的恶性病变，是消化道常见的恶性肿瘤之一。临床主要表现为吞咽食物哽噎感，胸骨后疼痛，进行性咽下困难，食管癌早期症状不明显，发现时多数已错过最佳治疗时期，5 年生存率仅为 20%。食管癌的发病率和病理类型具有明显的地域差异，我国属于食管癌发病较高的国家，2021 年世界卫生组织国际癌症研究机构发布《2020 全球癌症报告》，2020 年全球新发癌症病例 1 929 万例，全球死亡癌症病例为 996 万例，食管癌新发病例为 60.4 万例，位于全球第 8 位，死亡病例为 54.4 万例，位于全球第 6 位，其中，我国食管癌新发病例为 32.4 万例，位列我国恶性肿瘤发病率的第 6 位；食管癌死亡病例约 30.1 万例，位列我国恶性肿瘤死亡率的第 4 位。全球 80% 食管癌发生于经济欠发达地区，如亚洲及非洲地区，而欧洲和美洲地区食管癌发病率较低。EC 主要分为鳞癌和腺癌，在亚非等食管癌高发地区，组织学分型以鳞癌为主，而在欧美等食管癌低发地区，组织学分型以腺癌为主。

EC 发病的原因主要是受物理化学因素刺激，导致食管损伤，引起食管黏膜异常增生，进而发生癌病，主要包括：①生活环境因素，如喜烫食、快食，喜食辛辣食物、食物粗糙，三餐不定时，蹲位进食，嗜食饮酒，喜饮浓茶，营养缺乏，进食含亚硝酸盐类食品，微量元素（如核黄素等）摄入不足及食管慢性炎症刺激；②生物因素，如病毒、真菌及幽门螺杆菌感染、牙龈卟啉单胞菌等；③基因因素，食管癌易感基因 PLCE1 和 C20orf54、遗传易感性；④其他因素，如体质指数、口腔卫生、精神心理因素及免疫因素。据研究显示：积极的内镜筛查可以提高食管癌早诊率，一次性上消化道内镜筛查对高发区 40~69 岁人群有着显著的上消化道癌预防效果，提供了上消化道内镜筛查在真实世界有效性的确凿证据。现代医学对 EC 的发病机制尚不明确，近年来有研究发现，长链非编码 RNA（Long non-coding RNA，LncRNA）和微小 RNA（micro RNA，miRNA）可能与食管癌的发生有关，LncRNA 是一类长度大于 200 个核苷酸但不编码蛋白质的 RNA，可在转录、转录后、表观异常等多个水平调控基因表达，miRNA 是一类长度为 18~25 个核苷酸的单链小分子 RNA，其可与特定的 mRNA 结合，或者调节特定 mRNA 的蛋白质翻译过程来调控基因的表达，它可广泛地参与各种生理和病理过程。研究表明，LncRNA 和 miRNA 之间还存在密切的相互作用，两者共同参与疾病的发生和发展。

现代医学对食管癌的治疗手段主要有手术、放疗、化疗、免疫治疗等。机器人辅助 Mc Keown 食管癌切除术（Robot-assisted Mckeown esophagectomy，RAME）可实现食管癌精准切除。在微创时代，重要性日益突显；含铂双药化疗目前仍然是食管癌的主要治疗手段；靶向药物用于部分基因突变食管癌的治疗，但不作为一线方案。免疫疗法是恶性肿瘤治疗领域的重大突破，为恶性肿瘤的治愈提供了更大的可能，PD-1/PD-L1检查点抑制剂对食管癌的疗效值得期待，然而大部分研究还处于初期临床试验阶段。2021年，《中西医结合食管癌治疗方案专家共识》指出对于不适合、不耐受或不接受手术、放疗、化疗等治疗的晚期食管癌患者，采用以中医治疗为主的最佳支持治疗，中医治疗的重要性日益突显。

中医古籍文献中没有"食管癌"病名的记载，但于2 000多年前就有类似食管癌症状的描述。历代医家对其病因病机及治则方药进行了不断深入的研究。食管癌早、中期以进食噎塞不下时称之为"噎膈"，至晚期，除进食困难，出现呕吐大量痰涎、吐血、全身极度消瘦时，将其归属"呕吐""虚劳"等病证的范畴。

"噎膈"之名首见于《内经》，"隔塞闭绝，上下不通"，指出与食管癌典型症状吞咽困难、进食梗阻相似。"噎"证之名始见于隋·巢元方《诸病源候论》，并提出"五噎""五膈"。唐宋以后，始将"噎膈"并称，表现为吞咽不顺、呕逆及胸骨后疼痛等。元·朱丹溪《脉因证治·噎膈》中有"噎膈，即翻胃也"，认为噎膈表现为食难入，或虽可入，但即复吐。明·秦景明《症治脉因·内伤噎膈》提出内伤噎膈之症，与临床食管癌患者进行性吞咽困难相似。发展至清代，叶天士提出"食入脘痛格拒……脘管窄隘，不能食物"，噎膈初期进食不畅，伴有黏液、身体消瘦，并且食管狭窄、食入不下是有形之邪阻滞所致。古籍文献中记载的"噎膈""呕吐""虚劳"等，不仅仅指食管癌，也包括食管狭窄或是梗阻，食管癌的诊断需临床症状结合影像学检查及病理检查方可确诊。

第二节 ❊ 177 例食管癌基本情况分析

笔者从"肿瘤临床诊疗与患者管理一体化平台"系统中管理出自 2018 年 1 月至 2021 年 12 月于河南中医药大学第一附属医院门诊及河南中医药大学第三附属医院门诊就诊的食管癌患者共 177 例，累计就诊频次 540 次。其中男性患者 115 例，占比 64.97%；女性患者 62 例，占比 35.03%，男性患者明显多于女性患者。5 例患者年龄数据丢失。已知年龄的患者中，年龄最小的 43 岁，最大的 88 岁。年龄在 61~70 岁的患者人数最多，为 71 例，占比 40.11%；其次为 51~60 岁，为 45 例，占比 25.42%；71~80 岁，为 40 例，占比 22.60%。177 例患者中，术后欲中药调理、维持巩固、预防复发者最多，有 68 例，占比 38.42%；因放疗、化疗后不良反应前来就诊者有 57 例，占比 32.20%；因年龄大等原因不耐受手术、放疗、化疗，欲寻中药治疗者有 23 例，占比 12.99%。

177 例患者中，73 例门诊登记时未记录详细病理类型，登记明确病理类型者有 104 例，其中食管鳞癌 91 例，占比 87.50%；食管腺癌 6 例，占比 5.77%；其他 7 例，占比 6.73%。

第三节 ❊ 常用处方分析

经笔者统计整理后，食管癌患者在门诊治疗中共计使用 124 个处方，累计使用频次为 605 次。使用频率高的前 10 位方剂排序如表 5 所示。

表5　使用频率高的前10位方剂

排序	方剂	频数	频率（%）
1	丁香透膈汤	97	17.96
2	薯蓣丸	70	12.96
3	附桂管食通颗粒	34	6.30
4	人参健脾丸	32	5.93
5	保元汤	18	3.33
6	镇静安神颗粒	16	2.96
7	血府逐瘀汤	13	2.41
8	八珍汤	13	2.41
9	麦味地黄丸	11	2.04
10	二陈汤	10	1.85

一、丁香透膈汤

⊕ **方剂出处**　《医学入门》

⊕ **原文记载**

《医学入门·卷之七》："丁香透膈（汤）沉木香，甘果参苓曲蘗芳，藿术砂附青陈朴，肉蔻白蔻半夏当。治脾胃不和，痰逆恶心呕吐饮食不进，十膈五噎，痞塞不通。"

《丹溪摘玄·卷二十》："丁香透膈汤，治脾胃不和，中寒上气，胁肋胀满，心腹疼痛，痰逆恶心，呕吐，饮食减少，十膈五噎，痞塞不通，噫气吞酸，若失味。"

《丹台玉案·噎膈门》："丁香透膈丹，治一切梅核气。"

方剂组成

丁香 6g，木香 6g，藿香 9g，沉香 3g，茴香 3g，陈皮 12g，青皮 9g，香附 12g，砂仁 12g，厚朴 15g，白豆蔻 12g，肉豆蔻 12g，草果 9g，姜半夏 9g，人参 15g，茯苓 15g，白术 15g，炒麦芽 15g，炒神曲 15g。

⊕ **适用证候**

食管癌患者属脾胃不和者。症见饮食不进，痞塞不通，恶心呕吐，呕吐物为黏液黏条，食欲低下，舌质淡，苔白腻等。

⊕ **加减应用**

食欲差者，加鸡内金、炒山楂促进食欲；梗阻严重者，加威灵仙、冬凌草通噎利咽；口干者，加麦门冬、沙参养阴润燥；恶心、呕吐者，加生姜、姜竹茹、旋覆花降逆和胃。

二、薯蓣丸

⊕ **方剂出处**　《金匮要略》

⊕ **原文记载**

《金匮要略·血痹虚劳病脉证并治第六》："虚劳诸不足，风气百疾，薯蓣丸主之。"

《金匮要略·脏腑经络先后病脉证第一》："夫人禀五常，因风气而生长，风气虽能生万物，亦能害万物。如水能浮舟，亦能覆舟。若五脏元真通畅，人即安和，客气邪风，中人多死。"

《太平惠民和剂局方·卷五》："诸虚百损，五劳七伤，肢体沉重，骨节酸疼，心中烦悸，唇口干燥，面体少色，情思不乐，咳嗽喘乏，

伤血动气，夜多异梦，盗汗失精，腰背强痛，脐腹弦急，嗜卧少气，喜惊多忘，饮食减少，肌肉瘦瘠。又治风虚，头目眩晕，心神不宁，及病后气不复常，渐成劳损。久服补诸不足，愈风气百疾。"

《旧唐书·张文仲传》："张文仲，洛州洛阳人也……文仲集当时名医，共撰疗风气诸方……风状百二十四，气状八十。"

方剂组成

山药 30g，党参 15g，茯苓 15g，白术 12g，当归 20g，炒白芍 12g，熟地黄 15g，川芎 12g，桂枝 12g，防风 6g，柴胡 6g，干姜 10g，炒杏仁 12g，桔梗 10g，白蔹 6g，麦门冬 30g，炒神曲 15g，炙甘草 10g。

⊕ 适用证候

食管癌患者出现明显的虚劳症状，兼见外感风邪表证。症见体瘦，形疲面萎，咳嗽痰少，白黏痰，色㿠白，畏寒，多汗恶风，偶有低热，神倦乏力，自觉口中无味，纳差，大便稀溏等。

⊕ 加减应用

食欲差者，加炒麦芽、炒山楂、鸡内金等健胃消食；乏力明显者，加太子参、西洋参等益气养阴；若患者出现口渴喜饮，舌红少苔，加麦门冬、知母、百合，石斛等滋阴生津；正虚不甚者，加浮海石、浙贝母、石见穿等软坚消积；汗出较多者，加牡蛎、浮小麦收敛止汗；阳虚明显者，加附子、菟丝子、肉桂等温摄下元。

三、附桂管食通颗粒

⊕ 方剂出处　自拟方

方剂组成

制附子 9g，肉桂 9g，人参 15g（或党参 30g），当归 30g，巴戟天 30g，肉苁蓉 30g，麦门冬 30g，石斛 30g，水蛭 3g（体质强壮者 5g），姜半夏 9g，沉香 3g，制天南星 6g，生姜 6g。

⊕ 适用证候

食管癌患者属脾肾阳虚，顽痰瘀血型，症见进食不下，有哽噎感，泛吐清涎泡沫，面色苍白，乏力少气，形寒怕冷，面部或双下肢水肿，大便不调。舌质淡胖，少苔，脉沉细或细弱。

⊕ 加减应用

梗阻严重者，加威灵仙、冬凌草利咽通噎；乏力明显者，加党参、黄芪、白术健脾益气；正气不虚者，加三棱、莪术、浙贝母、僵蚕等破血逐瘀。

四、人参健脾丸

⊕ 方剂出处　《医方集解》

⊕ 原文记载

《医方集解》：治脾虚气弱，饮食不消。本方去山楂、麦芽，加茯苓、炙甘草，名益气健脾丸，治脾虚食少。本方去山楂、麦芽、陈皮，加当归、芍药、麦门冬、柏子仁，名养荣健脾丸，治脾阴不足，饮食不为肌肤。本方去人参、枳实、麦芽，加香附、木香、半夏、茯苓、神曲、黄连、当归、芍药、荷叶烧饭丸，名理气健脾丸，治脾胃虚弱，久泻久痢。本方去人参、山楂、麦芽，加神曲、川芎、香附，曲糊丸，名舒郁健脾丸，治脾气郁滞，饮食不消。

方剂组成

人参15g（或党参30g），白术15g，茯苓30g，炙甘草9g，陈皮12g，肉豆蔻12g，广木香6g，黄连3g，砂仁12g，山药30g，炒山楂15g，炒神曲15g，炒麦芽15g。

⊕ **适用证候**

食管癌属脾虚食积证。症见食少难消，脘腹痞闷，体倦少气，或化疗后恶心、呕吐、进食不下，舌淡苔白，脉虚弱。

⊕ **加减应用**

恶心、呕吐重者，加姜竹茹、姜半夏、生姜等和胃止呕；呃逆者，加丁香、沉香等降逆止呃；腹泻者，加乌梅、白芷等涩肠止泻。

五、保元汤

⊕ **方剂出处**　《医宗金鉴》

⊕ **原文记载**

《医宗金鉴·卷二十六》："保元汤，治男妇气虚之总方也。婴儿惊怯，痘家虚者，最宜。"

《临证指南医案·卷二》："如劳烦不息，而偏损心脾，气不摄血者，用甘温培固法，如保元汤，归脾汤之类也。"

《医林改错·下卷》："夫小儿痘疹，自汉至今，著书立方者，不可胜数。大抵不过分顺险逆，辨别轻重死生，并无一人说明痘之本源。所以后人有遵保元汤，用黄芪，人参者……"

方剂组成

人参 15g，黄芪 30g（重者 60g），肉桂 9g，炙甘草 6g。

⊕ **适用证候**

食管癌患者属于元气不足证。症见阳气怯弱，倦怠乏力，少气畏寒，怕冷，舌淡苔白，脉沉细。

⊕ **加减应用**

气虚甚者，加党参、山药等健脾益气；阳虚怕冷重者，加制附子、巴戟天等温补真元。

六、镇静安神颗粒

⊕ **方剂出处**　自拟方

方剂组成

牡蛎 30g，炒酸枣仁 30g，夜交藤 15g，珍珠母 30g，灯心草 3g，制远志 15g。

⊕ **适用证候**

食管癌患者出现明显的睡眠障碍。症见失眠心烦，焦虑难安，多梦或噩梦缠绕，神疲乏力，纳呆食少，舌淡红或淡暗，脉沉或沉弦。

⊕ **加减应用**

心烦者，加牡丹皮、栀子降火除烦；梦多者，加龙骨、龙齿镇静安神；乏力者，加党参、黄芪健脾益气；焦虑者，加柴胡疏肝理气。

七、血府逐瘀汤

⊕ **方剂出处**　《医林改错》

⊕ **原文记载**

《医林改错·血府逐瘀汤所治之症目》："血府逐瘀汤所治之病，开列于后。头疼，胸疼，胸不任物，胸任重物，天亮出汗，食自胸右下，心中热名曰灯笼病，瞀闷，急躁，夜睡梦多，呃逆俗名打咯忒，饮水即呛，不眠，小儿夜啼，心跳心忙，夜不安，俗言肝气病，干呕，晚发一阵热。"

《血证论·卷八·方解·下古今方》："王清任著《医林改错》论多粗疏，唯治瘀血最长，所立三方，乃治瘀活套方也。一书中唯此汤歌诀'血化下行不作痨'句颇具见识。"

《医学见能·卷一》："两软胁痛，以及小腹俱痛者，厥阴血不和也。宜血府逐瘀汤。"

方剂组成

桃仁 12g，红花 12g，当归 15g，生地黄 15g，赤芍 12g，川芎 12g，柴胡 9g，枳壳 12g，桔梗 12g，川牛膝 12g。

⊕ **适用证候**

食管癌患者属血瘀证者。症见胸骨后疼痛，痛如针刺而有定处，呃逆日久不止，或饮水即呛，急躁易怒，入暮潮热，唇暗或两目暗黑，舌质暗红，有瘀斑、瘀点，脉涩或弦紧。

⊕ **加减应用**

瘀血日久者，加三棱、莪术、全蝎等增强化瘀之力；血虚者，加熟地黄、龙眼肉补虚养血；气滞者，加柴胡、香附理气。

八、八珍汤

⊙ **方剂出处**　《瑞竹堂经验方》

⊙ **原文记载**

《瑞竹堂经验方·卷四》："脐腹疼痛，全不思食，脏腑怯弱，泄泻，小腹坚痛，时作寒热。"

《医方考·卷三》："血气俱虚者，此方主之。人之身，气血而已。气者百骸之父，血者百骸之母，不可使其失养者也。是方也，人参、白术、茯苓、甘草，甘温之品也，所以补气。当归、川芎、芍药、地黄，质润之品也，所以补血。气旺则百骸资之以生，血旺则百骸资之以养。形体既充，则百邪不入，故人乐有药饵焉。"

方剂组成

人参 15g，白术 15g，茯苓 30g，当归 30g，川芎 12g，白芍 12g，熟地黄 30g，炙甘草 9g。

⊙ **适用证候**

食管癌患者属气血两虚证。症见消瘦明显，面色苍白，头晕目眩，四肢倦怠，气短懒言，纳食减少；或化疗后骨髓抑制严重，乏力，血象较低；或肿瘤手术后气血大伤。舌淡，苔薄白，脉细弱或虚大无力。

⊙ **加减应用**

气虚明显者，加山药、党参、黄芪健脾益气；血虚明显者，加阿胶、鹿角胶补血养血，或加黄芪、肉桂取十全大补之义。

九、麦味地黄丸

⊕ **方剂出处** 《寿世保元》中八仙长寿丸

⊕ **原文记载**

《寿世保元·丁集四卷》："六味地黄丸……加麦门、五味，名八仙长寿丸。腰痛加鹿茸、木瓜、续断。消渴加五味子。诸淋沥，倍茯苓、泽泻。"

《寿世保元·丁集四卷》："一论年高之人，阴虚筋骨痿弱无力，面无光泽或暗惨，食少痰多，或喘或咳，或便溺数涩，阳痿，足膝无力者，并治形体瘦弱无力，多因肾气久虚，憔悴盗汗，发热作渴并皆治之。八仙长寿丸。"

《医方集解·卷一》："六味地黄丸……本方加五味二两，麦冬三两，名'八仙长寿丸'，再加紫河车一具，并治虚损劳热。"

方剂组成

生地黄 30g，山茱萸 15g，山药 30g，茯苓 15g，牡丹皮 6g，泽泻 12g，麦门冬 30g，五味子 12g。

⊕ **适用证候**

食管癌患者放疗后属于肾阴不足，虚火上炎证。症见口干、口渴，干咳，甚者咯血，或鼻衄、鼻渊，舌淡红，苔少，脉浮细。

⊕ **加减应用**

咯血者，加黄芩炭、地黄炭、仙鹤草等止血补虚；口干者，加石斛、玉竹滋阴润燥；两颧潮红，虚火上炎者，加肉桂引火下行。

十、二陈汤

⊕ **方剂出处** 《太平惠民和剂局方》

⊕ **原文记载**

《太平惠民和剂局方·卷四》："治痰饮为患，或呕吐恶心，或头眩心悸，或中脘不快，或发为寒热，或因食生冷，脾胃不和。"

《临证指南医案·卷一》："胃虚痰滞：孙氏胃虚，肝风内震，呕痰咳逆，头痛眩晕，肢麻，汗出寒热，二陈汤加天麻、钩藤。"

《丹溪心法·卷一》：中风大率主血虚有痰，治痰为先，次养血行血。或属虚，挟火（一作痰）与温，又须分气虚血虚。半身不遂，大率多痰，在左属死血瘀（一作少）血，在右属痰有热，并气虚。左以四物汤加桃仁、红花、竹沥、姜汁，上以二陈汤四君子等汤加竹沥、姜汁……

方剂组成

姜半夏 15g，陈皮 15g，茯苓 30g，甘草 6g。

⊕ **适用证候**

食管癌患者属痰湿内阻证。症见咳嗽痰多，色白易咯，恶心呕吐，胸膈痞闷，肢体困重，舌苔白滑或厚腻，脉滑。

⊕ **加减应用**

痰湿明显者，加苍术、厚朴燥湿化痰；寒痰者，加干姜、细辛温化痰饮；食欲差者，加莱菔子、炒山楂健脾消食；恶心、呕吐者，加姜竹茹、生姜和胃止呕。

第四节 ✕ 临床诊治心悟

河南是食管癌高发省份，笔者为国家第二批中医临床研究基底食管癌重点病种项目负责人。经过多年研究在食管癌中医病因、病位、病机演变、辨证分型、治则治法等提出系列假说，并采用国际通行的德尔菲法专家验证及大数据的流调验证。

一、在食管癌中医病因方面

提出"外邪直中、食管反复损伤"是导致食管癌的直接病因。直中之外邪包括热烫饮食（热酒、烧烤、热饭等），各种微生物（包括人乳头瘤病毒、牙龈卟啉单胞菌）感染等因素，而高龄和情志抑郁是促进食管癌形成的因素。

二、在食管癌病位方面

该病早期直接病位在食管，间接病位在肝、胃，为肝胃不和、痰气郁结型，此时以邪实为主；中期直接病位在食管，间接病位在肝、脾，为肝脾失调、痰瘀互结型，此时以邪实正虚为主；晚期直接病位在食管，间接病位在肝、脾、胃、肾，临床常见两型：一为肝肾阴虚、顽痰瘀血型；一为脾肾两虚、顽痰瘀血型，此时正气衰竭、邪气炽盛。

三、在食管癌病机演变方面

开始为外邪直中，食管反复损伤，随着年龄的增加，机体调节能力减低，加之因病致情志抑郁，致肝气疏泄条达的功能失常，肝气犯胃，胃失和降，浊气上逆加重食管局部的病变，使进食哽噎症状加重，同时出现肝胃不和的症状。如果此时失治、误治致肝郁日久不解，木克脾土，进展为肝、脾、胃三脏功能失调。肝郁则气滞血瘀；脾失运化，痰湿内蕴，痰瘀互结，不仅使局部哽噎加重，同时出现肝、脾、胃三脏失调及气血不足的症状。肝体阴而用阳，为藏血之脏，气滞血瘀日久不解，则肝本体受损，肝阴血不足，子盗母气，损及肾阴精。肾的经脉起于足，上行于咽喉（食管的上门），肾阴精不足，咽和食管失于濡润，则谷道艰涩难行；脾虚日久必损及肾阳，脾肾阳衰，寒水不化，痰涎上泛，则胃气上逆更甚，患者出现重度哽噎，泛吐痰涎，极度消瘦，正气大衰，极难救治。

四、在食管癌治疗原则方面

病证结合，分期辨证。在重视整体调治的同时应加强对食管局部瘤灶的治疗。局部治疗以祛腐生肌、解毒散结为主；全身治疗根据病位、病性、病期辨证治疗，早期以祛邪为主，中期祛邪扶正兼顾，晚期则以顾护正气为主、兼以祛邪。

（一）早期疏肝和胃，理气化痰为主

食管癌早期以邪实为主，正气尚不虚。邪实指痰气交阻于食管，影响食管的气机通降，患者出现进食不顺，随情志变化而增减。所以治疗以疏肝和胃、理气化痰为主，多选用柴胡、香附、郁金、陈皮、半夏、旋覆花、冬凌草、威灵仙、石见穿等。

（二）中期疏肝健脾，化痰活瘀为先

食管癌早期患者失治、误治进一步发展，由胃及脾，由气及血，造成痰瘀互结于食管，致食管局部气机不顺，进食哽噎，同时肝脾不和、脾失健运、气血不足，出现身体失养的症状，除有明显的食管局部症状外，出现面色萎黄不泽、神疲乏力等症状。常用药物如柴胡、沉香、陈皮、姜竹茹、姜半夏、党参、茯苓、白术、甘草、焦三仙等疏肝健脾、健脾益气、和胃降逆等药物。

（三）晚期顾护肝脾肾为根本

食管癌晚期患者正气衰竭、邪气极盛。正气衰竭主要是多脏功能衰退，其中先天肾阴肾阳和后天脾胃功能的衰竭是导致全身机能衰退的重要原因。邪气极盛出现了极难化解的顽痰痼血。如患者出现进食不下，有哽噎感，泛吐清涎泡沫，面色苍白，乏力少气，形寒怕冷，面部或双下肢水肿，大便不调，舌质淡胖，少苔，脉沉细或细弱症状，多为脾肾阳虚、顽痰痼血证；如出现哽噎难下，口干咽燥，身体消瘦，大便燥结，舌红苔少，脉细或涩，属肝肾阴虚、顽痰痼血证。

辨证属于脾肾阳虚、顽痰痼血证型的多用温补脾肾、消痰逐瘀的治则，选用制附子、肉桂、干姜、小茴香、制南星、姜半夏、水蛭等药；辨证属于肝肾阴虚，顽痰痼血证型的食管癌则以滋补肝肾，消痰逐瘀的治法为主，选用熟地黄、生地黄、山萸肉、石斛、麦门冬、石见穿、冬凌草、清半夏、水蛭等。

诊治食管癌医案

　　李某，男，65 岁，河南省洛阳市人。2015 年 7 月，因进食哽噎，吞咽伴疼痛，至洛阳某医院就诊，查胃镜并取活检后，确诊为食管鳞状细胞癌，因患有严重的支气管哮喘、肺气肿等病史，未行手术及放疗、化疗，遂来就诊。

　　2015 年 8 月 16 日初诊：现进食哽噎不顺，有时胸部疼痛，打嗝憋胀，活动后胸闷、气喘、咳嗽，大便稀、每日 3~5 次、不成形；舌紫暗，苔黄腐，脉滑数。

西医诊断：	食管鳞癌、支气管哮喘、肺气肿。
中医辨证：	痰瘀互结，气滞湿阻型。
治法：	化痰活瘀，理气祛湿。
方名：	豆根管食通汤合半夏厚朴汤加味。
处方：	山豆根 4g，急性子 3g，黄药子 6g，三七 9g，沉香 3g，清半夏 15g，胆南星 12g，郁金 15g，党参 30g，炒白术 30g，茯苓 30g，川厚朴 15g，紫苏子 15g，冬凌草 15g，皂刺 15g，炙麻黄 10g，柴胡 6g，砂仁 12g，焦山楂、炒麦芽、焦神曲各 15g。
煎服法：	30 剂，水煎服，每日 1 剂，早晚分服。服药期间，笔者学生经常随访，述服药后诸症好转，效不更方，嘱其按上方继续服用。

　　2016 年 3 月 27 日二诊：服用上述中药后，胸闷、气喘咳嗽等症状明显好转。进食哽噎有缓解，但仍时常咳嗽，咯白黏痰，伴咽痛，口淡，

食之无味，舌淡暗，苔白厚腻，脉滑。上方加桔梗9g，川牛膝15g。30剂，水煎服，每日1剂，早晚分服，维持治疗。

2016年8月28日三诊：胸闷气喘基本消失，咳嗽咯痰好转，进食哽噎减轻，有时痰多，时有口干、口苦，咽痛、恶心等，舌质淡，苔白，脉沉。经过以上治疗，患者的体质明显改善，建议患者配合中药行食管局部放疗，同时调整方药。二诊方去山豆根、急性子、黄药子、皂刺、川牛膝，加麦门冬30g。30剂，水煎服，每日1剂，早晚分服。

2016年9月25日四诊：患者放疗15次结束，因放疗期间一直服用中药，所以放疗反应很小。目前进食已无障碍，馒头、面条均正常进食，身体恢复很好，但仍有活动后气喘、口苦、咽干，舌暗，苔薄白，脉沉细。三诊方加炙白果10g，款冬花15g，桑白皮15g。

经过中西医结合治疗，该患者哽噎症状基本缓解，生活质量明显提高。获得了长期生存的治疗效果。

按语

该患者确诊食管癌后因既往肺系慢性病史，无法进行手术或放疗、化疗治疗，寻求中医治疗。初诊主要症状为进食哽噎不顺、气喘，动则加重，咳嗽痰多，舌质紫暗，脉滑数。该患者病情属多脏腑失调、虚实夹杂。不仅需治疗食管病变，还需兼顾肺系之疾。"肺以降为顺""胃以降为和"，遂肺胃同治，以化痰活瘀、理气祛湿为主。豆根管食通汤合半夏厚朴汤为基础方，又兼随症治疗。豆根管食通汤是笔者的经验方。方中山豆根散结消肿为君；制胆南星温化顽痰，急性子软坚消瘀为臣；黄药子解毒散结，清半夏化痰降逆，郁金活血止痛，三七活瘀行气为佐；沉香行气降逆为使。全方共奏化痰活瘀，理气祛湿的功效。因该患者还有咳嗽、胸闷、气喘的症状，所以在豆根管食通汤的基础上合用半夏厚朴汤并加益气扶正之品。

该患者在为期2年的中医药治疗期间，根据整体情况，适时进行15次的放疗，加强了局部祛邪的力量。同时恐热毒伤阴，又重用麦门冬等养阴润肺药，防止放疗邪毒直入损伤肺脏，导致放射性肺炎，加重胸闷咳喘等症状。

对于年龄大，体质差，又兼有其他慢性病的中、晚期食管癌患者，治疗采用以中医药为主，适时适量结合放疗，在不损伤正气的情况下，加强局部祛邪之力，是中西结合、优势互补的具体体现，常能获得理想的治疗效果。

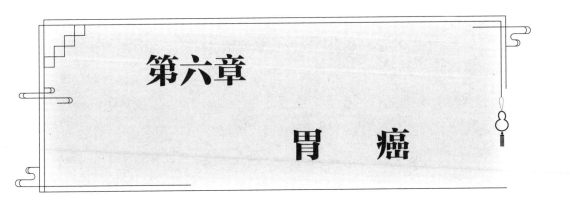

第一节 ※ 概 述

胃癌是起源于胃黏膜上皮的恶性肿瘤，是临床常见的消化道恶性肿瘤。早期无明显症状，部分出现上腹不适、嗳气等非特异性症状，与胃炎、胃溃疡等慢性疾病症状相似，易被忽略，近年来由于人们饮食习惯的变化，发病率不断升高，严重威胁了人民的生命健康。2021年2月4日，世界卫生组织国际癌症研究机构发布《2020全球癌症报告》，数据显示2020年全球新发癌症病例为1 929万例，其中胃癌新发病例108.9万例，发病率位居全球癌症第5位；2020年中国新发癌症病例为457万例，胃癌新发病例为48万例，发病率位于全国第3位，分别居于男性和女性癌症发病率第2位和第5位；2020年全球癌症死亡病例996万例，其中胃癌死亡病例为76.9万例，位居全球第4位；中国癌症死亡病例为300万例，其中胃癌死亡病例为37万例，死亡率位居全国第 3 位。目前，全球 43.9% 的胃癌新发病例和 48.6% 的胃癌致死病例发生在中国，中国已成为胃癌发病率及死亡率最多的国家。

幽门螺杆菌感染被认为是导致胃癌一个较强的因素。通过对食物、饮水、辐射、地理条件和土壤污染程度等因素的分析，发现食用红肉（红肉消耗）、高脂肪饮食、油炸和腌制食物，以及 CT 扫描和 X 射线过多接触，与胃癌的关系较明显。此外一些癌前病变，有转化胃癌的危险性：①肠上皮化生、萎缩性胃炎、异形增生。②胃息肉：50% 为胃底腺息肉、40% 为增生性息肉、腺瘤占 10%，癌变率较高的是腺瘤。患腺瘤 4 年中，可有 11% 患者经过异形增生发展为胃癌。③残胃炎。④胃溃疡。

根据我国研究数据显示：胃癌筛查的二级预防可显著降低胃癌的发病率和死亡率，根除幽门螺杆菌感染可显著降低胃癌发生和死亡风险，维生素与大蒜补充剂也可以起到预防胃癌的作用。

目前胃癌的治疗包括早期胃癌内镜治疗、外科治疗、放疗、化疗、靶向治疗、免疫治疗、中医治疗等多种手段，指南明确提出综合治疗、多学科治疗（MDT 模式），以最大幅度控制肿瘤，延长患者生存期，改善患者生活质量为治疗原则。中医药在胃癌术前、术后的全程参与，一定程度上起到了减轻毒副作用、巩固疗效、增强体质、提高生活质量的作用，中医药的重要性正在日益凸显。

祖国医学对胃癌的认识可追溯到 2 000 多年前的医学典籍中，古籍中没有胃癌的病名，根据其症状和体征，可将其归属于"胃脘痛""心腹痞""反胃""伏梁""癥瘕""积聚""胃反""翻胃""食呕""脾积""痞气"等范畴。《内经》首提"食痹"，《素问·脉要精微论》："胃脉搏坚而长，其色赤，当病折髀，其耎而散者，当病食痹。"《素问·至真要大论》有"食痹而吐"，《证治汇补·卷五》："食痹者，食已则心下痛，吐出乃止，此因胃脘痰饮恶血留滞于中所致，薤白半夏汤治之。"至晋、隋、唐时期，提出"积"字；宋·《卫济宝书》和《仁斋直指附遗方论》始有"癌"字之称，即"癌者，上高下深，岩穴之状，颗颗累垂……毒根深藏，穿孔透里"；宋·陈无择提出"积心痛"一词；《丹溪心法》明确提出病机"噎膈反胃名虽不同，病出一体，多有气血虚弱而成""翻胃大约有四：血虚、气虚、有热、有痰兼病"；直到近代，张锡纯在《医学衷中参西录·肠胃病门·噎膈》中提出"胃癌"一词。可见古人对胃癌的认识，是从症状、体征到预后、病机逐步深入。其主要发病原因是饮食不洁或不节，思虑过度，精神压抑，导致脾胃损伤、气结痰凝、瘀血阻滞而发病。

第二节 ※ 216 例胃癌基本情况分析

笔者从"肿瘤临床诊疗与患者管理一体化平台"系统中整理出自 2018 年 1 月至 2021 年 12 月于河南中医药大学第一附属医院门诊及河南中医药大学第三附属医院门诊就诊的胃癌患者共 216 例，累计就诊频次为 617 次。其中，男性患者 141 例，占比 65.3%，女性患者 75 例，占比 34.7%，男性患者明显多于女性患者。就诊患者年龄最小的 25 岁，最大的 91 岁，年龄在 61~70 岁的患者人数最多，为 61 例，占比 28.24%；51~60 岁，为 58 例，占比 26.85%；71~80 岁，为 50 例，占比 23.15%；81~91 岁，为 11 例，占比 5.09%；31~40 岁，为 8 例，占比 3.70%。216 例患者中因手术放疗、化疗后不良反应前来就诊者最多，有 139 例，占比 64.35%，其次是因发现胃癌时已广泛转移或因年迈等原因未进行手术，或未行放疗、化疗等治疗，前来寻求中医药保守治疗的患者为 33 例，占比 15.28%，因手术、放疗、化疗后复发转移寻求中医治疗的患者为 27 例，占比 12.5%，因术后体质较差未行化疗，寻求中药治疗的患者为 17 例，占比 7.87%。按照病理类型区分上述 216 例胃癌就诊患者，其中胃腺癌人数最多，为 205 例，占比 94.9%，这与大数据胃腺癌的发生率占胃恶性肿瘤 95% 的比例基本相当；胃鳞癌患者为 6 例，占比 2.78%；胃印戒细胞癌患者为 3 例，占比 1.39%；腺鳞癌患者为 1 例，因年事已高未行病例活检诊断的患者为 1 例，均占比 0.46%。

第三节 ※ 常用处方分析

经笔者统计整理后，胃癌患者在门诊治疗中共计使用 113 个处方，累计使用频次 778 次。使用频率高的前 10 位方剂排序如表 6 所示。

表 6　使用频率高的前 10 位方剂

排序	方剂	频数	频率（%）
1	人参健脾丸	110	17.82
2	胃爱舒	104	17.04
3	丁香透膈汤	58	9.67
4	薯蓣丸	46	7.45
5	十全大补汤	45	7.23
6	厚朴温中汤	18	2.91
7	枳实消痞汤	17	2.76
8	半夏泻心汤	17	2.76
9	柴胡桂枝干姜汤	16	2.59
10	理冲汤	15	2.43

一、人参健脾丸

⊕ **方剂出处** 《医方集解》

⊕ **原文记载**

《医方集解》：治脾虚气弱，饮食不消。本方去山楂、麦芽，加茯苓、炙甘草，名益气健脾丸，治脾虚食少。本方去山楂、麦芽、陈皮，加当归、芍药、麦门冬、柏子仁，名养荣健脾丸，治脾阴不足，饮食不为肌肤。本方去人参、枳实、麦芽，加香附、木香、半夏、茯苓、神曲、黄连、当归、芍药、荷叶烧饭丸，名理气健脾丸，治脾胃虚弱，久泻久痢。本方去人参、山楂、麦芽，加神曲、川芎、香附，曲糊丸，名舒郁健脾丸，治脾气郁滞，饮食不消。

方剂组成

人参15g（或党参30g），白术15g，茯苓30g，炙甘草9g，陈皮12g，肉豆蔻12g，广木香6g，黄连3g，砂仁12g，山药30g，炒山楂15g，炒神曲15g，炒麦芽15g。

⊕ **适用证候**

胃癌患者属脾虚食积证。症见脘腹痞闷，胃脘隐痛，食少难消，体倦少气，或化疗后恶心、呕吐、进食不下，舌淡苔白，脉虚弱。

⊕ **加减应用**

恶心、呕吐重者，加姜竹茹、姜半夏、生姜等和胃止呕；腹泻者，加乌梅、白芷等涩肠止泻；胃痛者，加延胡索、香附行气和胃止痛。

二、胃爱舒

⊕ **方剂出处** 自拟方

方剂组成

党参 30g，白术 12g，姜半夏 12g，黄连 3g，干姜 10g，木香 6g，醋香附 15g，延胡索 12g，炒麦芽 15g，鸡内金 15g，莪术 30g，三棱 30g，藤梨根 30g。

⊙ **适用证候**

胃癌患者属脾胃虚弱、痰瘀互结证。症见腹痛，纳差、食少难消，口唇紫暗，大便干，舌质暗红、瘀斑，脉弦涩。

⊙ **加减应用**

正虚不甚者，加僵蚕、全蝎、蜈蚣、鳖甲等虫类药，增强逐瘀破癥之效；纳差者，加炒神曲、炒山楂健脾开胃。

三、丁香透膈汤

⊙ **方剂出处**　《医学入门》

⊙ **原文记载**

《医学入门·卷之七》："丁香透膈（汤）沉木香，甘果参苓曲蘽芳，藿术砂附青陈朴，肉蔻白蔻半夏当。治脾胃不和，痰逆恶心呕吐饮食不进，十膈五噎，痞塞不通。"

《丹溪摘玄·卷二十》："丁香透膈汤，治脾胃不和，中寒上气，胁肋胀满，心腹疼痛，痰逆恶心，呕吐，饮食减少，十膈五噎，痞塞不通，噫气吞酸，若失味。"

《丹台玉案·噎膈门》："丁香透膈丹，治一切梅核气。"

方剂组成

丁香 6g，木香 6g，藿香 9g，沉香 3g，茴香 3g，陈皮 12g，青皮 9g，香附 12g，砂仁 12g，厚朴 15g，白豆蔻 12g，肉豆蔻 12g，草果 9g，制半夏 12g，人参 15g（或党参 30g），茯苓 30g，白术 15g，炒麦芽 15g，炒神曲 15g。

⊕ 适用证候

胃癌患者属胃气上逆证。症见食少难消，呃逆、嗳气、泛酸，口吐黏液黏条，舌淡红，苔白腻，脉沉弦。

⊕ 加减应用

纳差者，加鸡内金、炒山楂健脾开胃；泛酸者，加制瓦楞子、海螵蛸制酸止痛；呃逆者，加柿蒂理气降逆；正气尚盛者，加三棱、莪术、刀豆子、八月札化瘀散结。

四、薯蓣丸

⊕ 方剂出处　《金匮要略》

⊕ 原文记载

《金匮要略·血痹虚劳病脉证并治第六》："虚劳诸不足，风气百疾，薯蓣丸主之。"

《金匮要略·脏腑经络先后病脉证第一》："夫人禀五常，因风气而生长，风气虽能生万物，亦能害万物。如水能浮舟，亦能覆舟。若五脏元真通畅，人即安和，客气邪风，中人多死。"

《太平惠民和剂局方·卷五》："诸虚百损，五劳七伤，肢体沉重，骨节酸疼，心中烦悸，唇口干燥，面体少色，情思不乐，咳嗽喘乏，

伤血动气，夜多异梦，盗汗失精，腰背强痛，脐腹弦急，嗜卧少气，喜惊多忘，饮食减少，肌肉瘦瘁。又治风虚，头目眩晕，心神不宁，及病后气不复常，渐成劳损。久服补诸不足，愈风气百疾。"

方剂组成

山药 30g，太子参 15g，茯苓 15g，白术 12g，当归 20g，炒白芍 12g，熟地黄 15g，川芎 12g，桂枝 12g，防风 6g，柴胡 6g，干姜 10g，炒杏仁 12g，桔梗 10g，白蔹 12g，麦门冬 30g，炒神曲 15g，炙甘草 10g。

⊕ **适用证候**

胃癌患者出现明显的虚劳症状，属气血不足，偏阳虚。症见体瘦，形疲面萎，咳嗽痰少，白黏痰，色㿠白，畏寒，多汗恶风，神倦乏力，自觉口中无味，纳差，大便稀溏等，舌淡白，苔薄，脉弱。

⊕ **加减应用**

乏力明显者，加党参、太子参、西洋参等益气养阴；汗出较多者，加牡蛎、浮小麦收敛止汗；气虚及阳、下元有亏、恶风寒重者，加附子、肉桂等温摄下元。

五、十全大补汤

⊕ **方剂出处**　《太平惠民和剂局方》

⊕ **原文记载**

《太平惠民和剂局方》："男子、妇人诸虚不足，五劳七伤，不进饮食，久病虚损，时发潮热，气攻骨脊，拘急疼痛，夜梦遗精，面色萎黄，脚膝无力，一切病后气不如旧，忧愁思虑伤动血气，喘嗽中满，脾肾气弱，五心烦闷，并皆治之。此药性温不热，平补有效，养气育神，醒脾止渴，顺正辟邪，温暖脾肾，其效不可具述。"

《成方便读》："八珍并补气血之功，固无论矣。而又加黄芪助正气以益卫，肉桂温血脉而和营，且各药得温养之力，则补性愈足，见效愈多。非唯阳虚可温，即阴虚者亦可温，以无阳则阴无以生，故一切有形之物，皆属于阴，莫不生于春夏而杀于秋冬也。凡遇人之真阴亏损，欲成痨瘵等证，总宜以甘温之品收效。或虚之甚者，即炮姜、肉桂，亦可加于大队补药之中，自有神效。若仅以苦寒柔静，一切滋润之药，久久服之，不特阴不能生，而阳和生气，日渐丧亡，不至阳气同归于尽不止耳。每记为人治阴虚内热一证，屡用甘寒润静之剂，而热仍不退，于原方中加入炮姜五分，其热顿退，神乎其神，因录之以助学者之参悟。"

方剂组成

当归 30g，川芎 12g，白芍 15g，熟地黄 30g，人参 15g（或党参 30~60g），白术 12g，茯苓 30g，炙甘草 6g，黄芪 30~60g，肉桂 9g。

⊙ 适用证候

胃癌患者属气血两虚。症见久病体虚，饮食减少，脚膝无力，面色萎黄，精神倦怠，舌淡苔薄，脉沉弱。

⊙ 加减应用

纳差者，可去熟地黄，加炒山楂、焦六曲、砂仁、豆蔻等行气开胃；肢冷形寒者，加重肉桂剂量，或加附子温补真元。

六、厚朴温中汤

⊕ **方剂出处**　《内外伤辨惑论》

⊕ **原文记载**

《内外伤辨惑论·卷中》："治脾胃虚寒，心腹胀满，及秋冬客寒犯胃，时作疼痛。戊火已衰，不能运化，又加客寒，聚为满痛。散为辛热，佐以苦甘，以淡泄之，气温胃和，痛自止矣。"

《成方便读》："夫寒邪之伤人也，为无形之邪，若无有形之痰、血、食、积互结，则亦不过为痞满、为呕吐，即疼痛亦不致拒按也。故以厚朴温中散满者为君。凡人之气，得寒则凝而行迟，故以木香、草蔻之芳香辛烈，入脾脏以行诸气。脾恶湿，故用干姜、陈皮以燥之，茯苓以渗之。脾欲缓，故以甘草缓之。加生姜者，取其温中散逆，除呕也。以上诸药，皆入脾胃，不特可以温中，且能散表，用之贵得其宜耳。"

方剂组成

厚朴 30g，陈皮 12g，茯苓 15g，草蔻仁 15g，木香 6g，干姜 9g，炙甘草 9g。

⊕ **适用证候**

胃癌患者属中焦寒湿气滞证。症见腹痛，痛势不重，喜温喜按，不思饮食，四肢倦怠，口淡不渴，舌白苔腻，脉沉。

⊕ **加减应用**

虚寒者，加高良姜、制附子等温中散寒；腹痛者，加延胡索理气止痛；纳差者，加炒山楂、炒神曲、炒麦芽健脾开胃。

七、枳实消痞汤

⊕ **方剂出处**　《兰室秘藏》

⊕ **原文记载**

《兰室秘藏·卷上》："治右关脉弦，心下虚痞，恶食懒倦，开胃进饮食。"

《成方便读·卷三》："夫满而不痛者为痞，痞属无形之邪，自外而入，客于胸胃之间，未经有形之痰血饮食互结，仅与正气搏聚一处为患。故以黄连、干姜并用，一辛一苦，一散一降，则无论寒热之邪，皆可开泄，二味实为治痞之主药。然痞结于中，则气壅湿聚，必渐至痰食交阻，故以枳实破气、厚朴散湿、麦芽化食、半夏行痰，自无胶固难愈之势。但邪之所凑，其气必虚，故必以四君子坐镇中州，祛邪扶正，并驾齐驱。故此方无论虚实之痞，皆可治之。用蒸饼糊丸者，以谷气助脾胃之蒸化耳。"

方剂组成

枳实 15g，厚朴 30g，党参 30g，白术 30g，茯苓 15g，炙甘草 9g，干姜 6g，黄连 3g，炒麦芽 15g，炒神曲 15g。

⊕ **适用证候**

胃癌患者属脾虚气滞、寒热互结证。症见心下痞满，胃痛隐隐，不欲饮食，倦怠乏力，大便不畅，苔腻而微黄，脉弦。

⊕ **加减应用**

气虚明显者，加黄芪、太子参益气补虚；大便干结者，加肉苁蓉、麻子仁润肠通便；气滞者，加柴胡、枳壳、木香理气行气；胃痛重者，加延胡索、川楝子等行气止痛。

八、半夏泻心汤

⊕ **方剂出处** 《伤寒论》

⊕ **原文记载**

《伤寒论》第149条："伤寒五六日，呕而发热者，柴胡汤证具，而以他药下之，柴胡证仍在者，复与柴胡汤。此虽已下之，不为逆，必蒸蒸而振，却发热汗出而解。若心下满而硬痛者，此为结胸也，大陷胸汤主之。但满而不痛者，此为痞，柴胡不中与之，宜半夏泻心汤。"

《温热经纬》："半夏、干姜，辛以散虚满之痞；黄芩、黄连，苦以泄心膈之热；人参、甘草，甘以益下后之虚；大枣，甘温润以滋脾胃之液。"

《伤寒瘟疫条辨》："泻心者必以苦，故用黄连、黄芩。散痞者必以辛，故用半夏、干姜。交阴阳通上下者，必和其中，故用人参、甘草、大枣也。诸泻心汤，寒热并用，妙不可传。"

《伤寒明理论》："苦先入心，以苦泄之，泻心者，必以苦为主。是以黄连为君，黄芩为臣，以降阳而升阴也，半夏味辛温，干姜味辛热。《内经》曰：辛走气，辛以散之，散痞者必以辛为助，故以半夏、干姜为佐，以分阴而行阳也。甘草味甘平，大枣味甘温，人参味甘温，阴阳不交曰痞，上下不通为满，欲通上下，交阴阳，必和其中，所谓中者，脾胃是也。脾不足者，以甘补之，故用人参、甘草、大枣为使，以补脾而和中，中气得和，上下得通，阴阳得位，水升火降，则痞消热已，而大汗解矣。"

方剂组成

清半夏12g，黄连3g，黄芩6g，干姜6g，人参10g，炙甘草6g，大枣6g。

⊕ **适用证候**

胃癌患者属寒热错杂之痞证。症见心下痞，但满而不痛，或呕吐、肠鸣下利，纳差，舌淡红，苔薄白，脉沉。

⊕ **加减应用**

乏力明显者，加党参、太子参、山药等健脾益气；口干严重者，加麦门冬、石斛等滋阴生津；疼痛者，加延胡索、制乳香等理气止痛；腹泻者，加乌梅、炒山楂收敛止泻。

九、柴胡桂枝干姜汤

⊕ **方剂出处** 《伤寒论》

⊕ **原文记载**

《伤寒论》："伤寒五六日，已发汗而复下之，胸胁满微结，小便不利，渴而不呕，但头汗出，往来寒热，心烦者，此为未解也。柴胡桂枝干姜汤主之。"

方剂组成

柴胡 12g，桂枝 15g，干姜 9g，瓜蒌 15g，黄芩 6g，牡蛎 30g，炙甘草 9g。

⊕ **适用证候**

胃癌患者属肝胃不和证。症见情志不舒、胁肋不适，口苦，胃痛隐隐，纳差，小便不利，大便溏，舌淡红，苔白腻，脉沉。

⊕ **加减应用**

便溏者，加炒山楂、乌梅、白芷、吴茱萸等涩肠止泻；口苦重者，加重黄芩用量；小便不利者，加茯苓、桂枝化气利水。

十、理冲汤

⊕ **方剂出处**　《医学衷中参西录》

⊕ **原文记载**

《医学衷中参西录》："治妇女经闭不行或产后恶露不尽，结为癥瘕，以致阴虚作热，阳虚作冷，食少劳嗽，虚证杂来。服此汤十余剂后，虚证自退，三十剂后，瘀血可尽消。亦治室女月闭血枯。并治男子劳瘵，一切脏腑癥瘕、积聚、气郁、脾弱、满闷、痞胀，不能饮食。"

方剂组成

党参 30g（严重虚弱者 60~120g），黄芪 30g（严重虚弱者 60~120g），山药 30g，三棱 30g，莪术 30g，鸡内金 30g，知母 15g，天花粉 30g。

⊕ **适用证候**

胃癌患者属气虚有积证。症见乏力、体虚、纳少、胃痛连及腰背，痛处固定不移，夜间加重，舌淡暗有瘀斑，脉弦涩。

⊕ **加减应用**

乏力明显者，加重党参、黄芪用量；瘀结较重者，加僵蚕、全蝎、蜈蚣等化瘀散结；纳差者，加焦三仙健脾开胃。

第四节 ※ 临床诊治心悟

近年来，人们的防病意识不断增强，早期胃癌的发现率较以往增加，外科治疗、辅助化疗有了更大的机会，与此同时，治疗后不良反应的发生率也在升高，中医药在减轻不良反应上有很大优势。笔者临床接诊的大部分胃癌患者是因手术后、化疗后出现不良反应前来就诊，占比达64.35%，采用中医药辨证治疗可以明显帮助患者手术后的体质恢复及减轻化疗后的副作用。此外，门诊上仍有很大一部分患者发现该病即为晚期，此类患者占比15.27%，临床预后极差，已经失去最佳治疗时机，这部分患者接受中医药保守治疗后，生活质量有一定提高，生存时间也得到了延长。现将笔者在临床上的诊疗心悟与大家分享。

一、中西结合，因人而异选方案

积极学习西方医学新知识，把西医治疗手段纳入中医整体诊疗方案中，扬长避短，优势互补，鼓励患者采用中西医结合治疗，最大限度减轻患者的痛苦。目前，西医针对早期胃癌进行的内镜下黏膜切除术（EMR）和内镜下黏膜剥离术（ESD）与传统外科手术相比，具有创伤小、并发症少、恢复快、费用低的优点，且疗效相当。对于早期症状、体征不太明显的患者，可以选择镜下治疗与中医药治疗，以保留胃为目的，配合后期中医药巩固治疗，此期患者5年生存率超过90%。中期患者症状明显，体征典型，单纯中医和西医治疗效果较差，此时选择或外科切除，或加靶向治疗，或加放疗，或加化疗，或加介入。中医药治疗，以西医治疗为主，中医治疗为辅，此期中医药介入的主要目的是减轻西医治疗的不良反应，减轻患者痛苦，增加西医治疗疗效。晚期患者局部和全身症状都很重，治疗效果极差，西医预后差，此时以中医药治疗、支持治疗与小剂量口服化疗（如替吉奥），此期患者正气虚衰，身体羸弱，以中医药治疗为主，祛邪为辅，目的是减少患者痛苦，提高患者生活质量，延长患者生存时间。

二、治胃不忘五脏，尤其肝脾肾

中医治病，当谨记整体观念，扬中医之长。首先，要有中医思维。胃与肝、脾、肾三脏联系密切，首先，经脉互相关联，"肝足厥阴之脉，挟胃，属肝，络胆""脾足太阴之脉，属脾，络胃""胃足阳明之脉，属胃，络脾"。脾与胃经脉相互络属，互为表里，同处于中焦，胃纳脾运，胃以降为用，脾以升为顺，升降相因，阴阳共用，纳运结合，分清泌浊；肝、脾、胃经络联系紧密，生理、病理互相影响。其次，五行生克制化。即脾胃属土，同居中焦；肝属木，木克土，肝木易乘脾土。肝、脾、肾三者，先天后天相互资生，脾胃同属后天之本，肾为先天之本，一身元阴元阳之根，五脏赖此以生发，肾内所藏先天之精及其化生的元气，亦赖后天之本的资生。后天与先天，相互资生，先天温养激发后天，后天补充培育先天。故治疗胃癌，不忘健脾、疏肝、补肾。

三、虚实需明辨，顾护中焦是关键

《脾胃论·脾胃虚实传变论》中指出"脾胃之气即伤，而元气亦不能充，而诸病之所由生也"，"脾胃亏虚"是所有病机共同拥有的主线，健脾和胃应贯穿始终。不应一味攻邪或扶正，应分期分型论治：早期以攻邪为主，多选用软坚散结类中药、虫类药等；中期攻补兼施，晚期以补益正气为主，辨证用药立足于邪正的盛衰，切忌专攻邪毒，不顾正气，不同阶段，各有取舍。健脾和胃，固护后天之本贯穿全程，临床常用方药如人参健脾丸、枳实消痞丸、厚朴温中汤、柴胡桂枝干姜汤等均有此意。

诊治胃癌医案

师某某，女，生于 1951 年 7 月，河南省郑州市人。2014 年底，有一段时间经常恶心呕吐，食欲减退，不想吃饭，自以为是胃炎，没有检查和治疗。几个月后，出现胃脘部疼痛，去河南省某中医院就诊，经胃镜和活检检查，确诊为胃腺癌。随后行手术治疗，胃被切除 3/4。术后化疗 2 个周期，复查未见异常，自己想着胃癌已经根治，就没有继续定期复查。

2017 年 8 月，患者开始出现不明原因消瘦，以为是年纪大了，术后消化不好导致的，所以每次吃饭都强迫自己多吃一些，以加强营养。直到 2018 年 2 月，在吃饭的时候出现进食不畅，还伴有呕吐。在其家人的陪同下，再次来到河南省某中医院复查胃镜，病理提示：贲门 - 残胃癌。随后，家人带着病理组织去郑州大学某附属医院会诊。诊断结果为胃低分化腺癌。诊断明确后，考虑到患者年纪大，体质差，经不起再次手术治疗，故采取奥沙利铂＋替吉奥方案化疗。口服替吉奥胶囊治疗 1 个月后，因化疗副作用大而停药。2018 年 5 月 1 日，复查胸部 CT 提示：①远端胃切除术后改变，贲门壁增厚；②贲门下方肿大淋巴结；③右上肺微小结节。患者被医生告知，上次化疗方案无效，建议改阿帕替尼治疗，患者又坚持服药 1 个月，感觉全身像瘫痪了一样，特别乏力，并伴腹胀，便溏等症状，十分痛苦，生不如死，便停止服药，寻求中医药治疗。

2018 年 6 月 12 日初诊：患者主要症状是重度乏力，没有一点儿食欲，腹胀，便溏、每日 2~3 次，睡眠很差，精神压力很大，小便正常，舌质淡，少苔，脉细弱。

西医诊断:	胃腺癌术后、化疗后复发。
中医辨证:	正气亏虚,脾胃虚弱。
治法:	益气养血,健脾和胃。
方名:	薯蓣丸合理冲汤加味。
处方:	山药 30g,党参 30g,炒白术 30g,茯苓 30g,炙甘草 3g,当归 30g,熟地黄 30g,白芍 12g,川芎 12g,桂枝 12g,炒神曲 30g,麦门冬 30g,杏仁 12g,柴胡 6g,桔梗 9g,防风 6g,白蔹 12g,黄芪 15g,莪术 15g,三棱 15g,天花粉 30g,知母 12g,蛇六谷 12g,藤梨根 12g,炒麦芽 15g,炒山楂 15g。
煎服法:	15 剂,水煎服,每日 1 剂。每剂头煎、二煎共取药汁 400mL,混合后分 2 次服,即上午 10 时,下午 4 时服药,每次 200mL。

2018 年 6 月 26 日二诊:服上方后,自觉精神好转,体力有所恢复,食欲仍然不好,便溏,睡眠好转,小便正常,舌质淡,少苔,脉细弱。上方去白芍、杏仁、柴胡、白蔹,炒白术减至 15g,炒神曲减至 15g,天花粉减至 15g。15 剂。煎服法同前。

2018 年 7 月 31 日三诊:患者精神乏力明显好转,能出去散步活动,食欲、睡眠均逐渐好转,但服药期间大便仍稀溏,小便正常,舌质淡红,苔白,脉细。

调整方药为:十全大补汤合胃爱舒加味。

处方:黄芪 15g,肉桂 6g,党参 30g,炒白术 12g,茯苓 15g,甘草 3g,当归 30g,熟地黄 15g,川芎 12g,白芍 9g,莪术 15g,生姜

6g，姜半夏 15g，黄连 3g，鸡内金 30g，醋香附 12g，藤梨根 12g，刀豆子 15g，炒麦芽 15g，延胡索 12g，焦山楂、炒麦芽、焦神曲各 15g。14 剂，煎服法同前。

2018 年 8 月 21 日四诊：服药后精神、饮食、睡眠基本恢复正常，有时大便前腹痛，便后腹痛缓解，小便正常。舌质淡，苔白，脉细。上方去黄连、刀豆子、藤梨根，加石斛 15g，麦门冬 15g。30 剂，煎服法同前。

2018 年 9 月 11 日五诊：精神、体力、饮食、睡眠均正常，偶尔吃饭不好便出现大便次数增多，其余没有明显不适。舌质淡红，苔白，脉沉。上方鸡内金减至 15g，加女贞子 12g，乌梅 12g。30 剂。煎服法同前。嘱咐患者继续服药，再巩固治疗一段。

按语

早期胃癌缺乏特异性的表现，多数患者无明显症状，少数患者会有恶心、呕吐等类似胃炎或胃溃疡的上消化道症状。随着瘤体生长，影响胃功能时才出现较为明显的症状。因此，胃癌确诊时，往往是中晚期，预后比较差。

该患者出现恶心呕吐时，没有及时就诊，出现胃痛时，才去医院就诊，经胃镜及活检检查确诊为胃癌，及时行手术联合化疗。3年后胃癌再次复发，因不能手术、化疗副作用大而求治于中医。

胃癌手术并给予适当的化疗，是防止复发转移的有效治疗手段。但化疗药物的副作用比较大，使患者出现恶心、呕吐，影响食欲，导致营养不良甚则出现恶病质。中医中药在减轻化疗反应，调整胃肠功能，改善癌性乏力方面具有很好的疗效。中医认为，肿瘤的发生和发展，耗伤人体气血，胃部肿瘤直接影响中焦脾胃运化水谷、化生气血的功能，出现机体失养，严重乏力。治法以益气养血、健脾和胃为主，方选薯蓣丸合理冲汤加味治疗。

薯蓣丸出自《金匮要略》，功效为益气养血，健脾和胃。《金匮要略·血痹虚劳病脉证并治第六》曰："虚劳诸不足，风气百疾，薯蓣丸主之。"方中山药以健脾为主，合四君子党参、白术、茯苓、甘草以补气；方中又有当归、熟地黄、白芍、川芎四物汤以养血；柴胡疏肝理气，桂枝燮理上下；防风、杏仁、桔梗、白蔹升提宗气，理气开郁。诸药合用，共奏气血双补，健脾和胃之功。

理冲汤出自《医学衷中参西录》。方中三棱、莪术活血化瘀，党参、黄芪顾护气血，使瘀血去而气血不伤，且党参、黄芪能补气，得三棱、莪术之力，则补而不滞，用天花粉、知母滋阴退热，鸡内金运脾消食，山药、白术健脾补中，诸药合用，具有补中益气、活血化瘀、消除癥积之功。

上药服后，患者精神、体质逐渐恢复，诸症缓解。复诊时又选十全大补汤继续补养气血，巩固治疗；合胃爱舒以健脾和胃，祛瘀解毒，预防肿瘤复发。十全大补汤出自宋代《太平惠民和剂局方》，是益气养血的经典方。胃爱舒是笔者总结治疗胃癌的经验方。方中党参味甘性平，补中益气、健脾养胃；炒白术味苦甘而性温，健脾燥湿，两药合用，相须相配，既增益气助运之力，又强健脾和胃之效，共为君药。姜半夏辛温，散结除满，降逆止呕；黄连苦寒，清热泻火，燥湿开痞；两药配伍，寒热并用以和阴阳，辛苦并用以调升降；醋香附辛行苦泄，理气调中止痛；再配伍生姜，既温中止呕，又解半夏之毒，共为臣药。莪术辛散温通，破血祛瘀，行气止痛；刀豆子甘温助阳，温中和胃，降逆止呃；藤梨根酸凉清热，抗癌解毒；延胡索辛散温通，行气止痛，共为佐药。使以炒麦芽健胃消食；

鸡内金消食化积。综合全方，补气健脾药与化瘀解毒药同用，攻补兼施，攻不伤正；苦寒泻火药与辛温燥湿药同用，辛开苦降，寒热平调；补气健脾药与消导行气药同用，消补兼施，补而不滞；诸药合用，共奏健脾和胃，辛开苦降，化瘀解毒之效。因患者便稀便溏，去寒凉之黄连、藤梨根等，并辅以滋阴之石斛、麦门冬以巩固疗效。

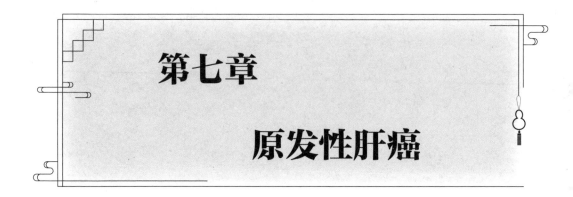

第七章 原发性肝癌

第一节 ※ 概 述

　　原发性肝癌是指原发于肝细胞或肝内胆管上皮细胞的恶性肿瘤，根据其来源不同分为肝细胞癌、肝内胆管癌、肝细胞癌－肝内胆管癌混合型肝癌，其中肝细胞癌占原发性肝癌的 85%~90%，是全球最常见的恶性肿瘤之一。2021 年世界卫生组织国际癌症研究机构发布《2020全球癌症报告》，2020 年全球新发癌症病例为 1 929 万例，全球死亡癌症病例为 996 万例。其中全球肝癌新发病例 90.6 万例，发病率居全球第 6 位；全球肝癌死亡病例为 83 万例，死亡率居全球癌症死亡率第3 位；我国肝癌新发病例 41 万例，位列我国恶性肿瘤发病率的第 5 位；肝癌死亡病例约 39.1 万例，居于我国肿瘤相关死因的第 2 位。

　　乙型肝炎或丙型肝炎病毒的慢性感染为引起肝癌的首要原因，据估计，中国约 59.3% 的肝癌是由 HBV 感染引起的，此外还包括黄曲霉毒素暴露、饮酒、肥胖、2 型糖尿病和吸烟等，多吃蔬菜、多饮茶、适宜体育锻炼为肝癌的保护因素。早期通过疫苗接种进行一级预防、高危人群筛查尽早发现早期病例是实现早诊早治、提高生存率的重要途径。

中国每年肝癌新发病例占全球 55%，由于该病早期临床表现较隐匿，常于病程中晚期才出现典型症状，此时已延误最佳治疗时机，且易转移和复发，肝癌患者 5 年生存率仅 10%，对人民的生命健康造成巨大威胁。目前，主要治疗手段包括手术治疗、局部消融、介入治疗、靶向治疗及免疫治疗等，但肝癌患者的 5 年生存率仍低于其他恶性肿瘤。中医药治疗原发性肝癌具有广阔前景，作为我国治疗肝癌的重要手段，其作用日益凸显。2021 年，国家重大疑难疾病（原发性肝癌）中西医临床协作组为了整合中西医资源，探索中西医结合防治疾病的新思路、新方法和新模式，组织国内有关专家，制定了《原发性肝癌中西医结合诊疗专家共识》，旨在为原发性肝癌的中西医结合诊疗提供重要规范。

肝癌属于中医"肝积""癥瘕""积聚""鼓胀""黄疸""痞气""癖黄"等范畴，如《难经·五十六难》记载："肝之积，名曰肥气。在左胁下，如覆杯，有头足（指肿块边界清楚），久不愈（肿块不易消除），令人发咳逆痎虐（癌性发热）。"《济生方》中详细记载"肥气之状，在左胁下，大如覆杯，肥大而似有头足，是为肝积"；宋代《圣济总录》中记有："积气在腹中，久不瘥，牢固推之不移者，癥也……按之其状如杯盘牢结，久不已。令人身瘦而腹大，至死不消。"又记载："病患齿黄目如丹赤，口燥热渴，气力虚劣，身体青黄，即是肝黄，眼中血出，气息急者，不堪医。"肝喜条达而恶抑郁，若情志不畅，则肝气郁结，气血不行，气滞血瘀，日久成积聚，痰、瘀、毒湿互结日久则形成肝部积块。总属本虚标实之证，正气亏虚、脏腑阴阳失调是发病的根本原因，瘀毒内盛是肝癌发病的主要原因，情志是肝癌发病的重要因素。

第二节 ※ 144 例肝癌基本情况分析

笔者从"肿瘤临床诊疗与患者管理一体化平台"系统中整理出自 2018 年 1 月至 2021 年 12 月于河南中医药大学第一附属医院及河南中医药大学第三附属医院门诊就诊的肝癌患者共 144 例，累计就诊频次为 472 次。其中，男性患者 102 例，占比 70.83%，女性患者 42 例，占比 29.17%，男性患者人数明显多于女性。就诊患者年龄最小的 29 岁，最大的 87 岁，年龄在 61~70 岁的人数最多，为 41 例，占比 28.47%；51~60 岁，为 32 例，占比 22.22%；41~50 岁，为 28 例，占比 19.44%；71~80 岁，21 例，占比 14.58%。144 例患者中因放疗、化疗或肝介入后不良反应前来就诊者最多，为 79 例，占比 54.86%；因年迈不能进行手术、放疗、化疗等治疗，或确诊时已广泛转移，故前来寻求中医药保守治疗者有 33 例，占比 22.92%；术后欲中药调理，维持巩固，预防复发者有 32 例，占比 22.22%。

按照病理类型区分上述 144 例肝癌就诊患者，其中肝细胞型患者 138 例，占比 95.83%；胆管细胞型患者 5 例，占比 3.47%；混合型患者 1 例，占比 0.7%。

第三节 ※ 常用处方分析

经笔者统计整理后，原发性肝癌患者在门诊治疗中共计使用 59 个处方，累计使用频次为 352 次。使用频率高的前 10 位方剂排序如表 7 所示。

表 7　使用频率高的前 10 位方剂

排序	方剂	频数	频率（％）
1	疏肝消积汤	101	21.39
2	柴胡桂枝干姜汤	34	7.23
3	逍遥散	20	4.25
4	大柴胡汤	19	4.04
5	人参健脾丸	15	3.17
6	当归芍药散	12	2.54
7	枳实消痞汤	12	2.54
8	扶正消水汤	10	3.64
9	软坚消积汤	8	2.11
10	十全大补汤	7	1.48

一、疏肝消积汤

⊕ **方剂出处**　国医大师周信有教授自拟方

方剂组成

当归 30g，黄芪 30g，柴胡 9g，茵陈 30g，茯苓 30g，党参 30g，白术 12g，甘草 6g，板蓝根 12g，丹参 15g，莪术 30g，女贞子 30g，鳖甲 15g，五味子 10g。

⊕ **适用证候**

肝癌属气血亏虚、癌毒结聚证。症见乏力，纳差，腹痛腹胀，口干口苦，食欲不佳，大便干结，小便黄赤等。

⊕ 加减应用

食欲差者，加炒麦芽、炒神曲、鸡内金以健胃和中；乏力明显者，加太子参、山药等健脾益气；大便干结者，加熟地黄、肉苁蓉润肠通便；腹胀者，加厚朴、木香、莱菔子理气除胀。

二、柴胡桂枝干姜汤

⊕ **方剂出处**　《伤寒论》

⊕ **原文记载**

《伤寒论》："伤寒五六日，已发汗而复下之，胸胁满微结，小便不利，渴而不呕，但头汗出，往来寒热，心烦者，此为未解也。柴胡桂枝干姜汤主之。"

方剂组成

柴胡 12g，桂枝 15g，干姜 9g，瓜蒌根 30g，黄芩 6g，牡蛎 30g，炙甘草 9g。

⊕ **适用证候**

肝癌患者属肝脾不和。症见肝区隐痛，胁肋不适，口干、口苦，纳差，便溏，舌淡红，苔薄白，脉弦。

⊕ **加减应用**

口干者，加芦根、麦门冬等滋阴生津；便溏者加炒山楂、乌梅等涩肠止泻；口苦重者，加黄连、栀子清火；正虚不甚者，加三棱、莪术、鸡内金等软坚散结。

三、逍遥散

⊕ **方剂出处**　《太平惠民和剂局方》

⊕ **原文记载**

《太平惠民和剂局方·卷九》："逍遥散，治血虚劳倦，五心烦热，肢体疼痛，头目昏重，心忪颊赤，口燥咽干，发热盗汗，减食嗜卧，及血热相持，月水不调，脐腹胀痛，寒热如疟。又治室女血弱阴虚，营卫不和，痰嗽潮热，肌体羸瘦，渐成骨蒸。"

《医宗金鉴·卷二十六》："故逍遥散治肝火之郁于本脏者也，木郁达之，顺其性也。"

《景岳全书》："若母郁怒伤肝脾而乳热者，用归脾汤、逍遥散。"

方剂组成

当归 30g，白芍 12g，白术 15g，茯苓 15g，柴胡 9g，甘草 3g，薄荷 3g，生姜 6 片。

⊕ **适用证候**

肝癌属肝郁血虚证。症见两胁作痛，心烦、急躁易怒，头痛目眩，口燥咽干，神疲食少，女性患者可见月经不调、乳房胀痛等，舌质红，苔薄，脉弦而虚。

⊕ **加减应用**

血虚者，加熟地黄、阿胶等养血填精；肝郁明显者，加醋香附、川楝子理气疏肝；心烦者，加炒栀子、淡豆豉清火除烦。

四、大柴胡汤

⊕ **方剂出处**　《伤寒论》

⊕ **原文记载**

《伤寒论·辨太阳病脉证并治中第六》："太阳病，过经十余日，反二三下之，后四五日，柴胡证仍在者，先与小柴胡。呕不止，心下急，郁郁微烦者，为未解也，与大柴胡汤，下之则愈。"

《金匮要略·腹满寒疝宿食病脉证并治》："按之心下满痛者，此为实也，当下之，宜大柴胡汤。"

《医宗金鉴·删补名医方论·卷八》："柴胡证在，又复有里，故立少阳两解法也。以小柴胡汤加枳实、芍药者，仍解其外以和其内也。去参、草者，以里不虚。少加大黄，以泻结热。倍生姜者，因呕不止也。斯方也，柴胡得生姜之倍，解半表之功捷。枳、芍得大黄之少，攻半里之效徐，虽云下之，亦下中之和剂也。"

方剂组成

柴胡 12g，大黄 5g，枳实 15g，白芍 30g，黄芩 6g，半夏 12g，生姜 6g，大枣 6 枚。

⊕ **适用证候**

肝癌患者属少阳阳明合病。症见发热，纳差，腹痛、腹胀，疼痛剧烈，难以忍受，口干口苦，食欲不佳，大便干结，小便黄赤，舌红苔黄腻，脉弦实。

⊕ **加减应用**

大便干结者，加芒硝、厚朴泻下通便；疼痛者，加延胡索、制乳香、蒲黄等理气止痛；发热者，加地骨皮、青蒿等清阴分之伏热。

五、人参健脾丸

⊕ **方剂出处**　《医方集解》

⊕ 原文记载

《医方集解》："治脾虚气弱，饮食不消。本方去山楂、麦芽，加茯苓、炙甘草，名益气健脾丸，治脾虚食少。本方去山楂、麦芽、陈皮，加当归、芍药、麦门冬、柏子仁，名养荣健脾丸，治脾阴不足，饮食不为肌肤。本方去人参、枳实、麦芽，加香附、木香、半夏、茯苓、神曲、黄连、当归、芍药、荷叶烧饭丸，名理气健脾丸，治脾胃虚弱，久泻久痢。本方去人参、山楂、麦芽，加神曲、川芎、香附、曲糊丸，名舒郁健脾丸，治脾气郁滞，饮食不消。"

方剂组成

人参 15g（或党参 30g），白术 15g，茯苓 30g，炙甘草 9g，陈皮 12g，肉豆蔻 12g，广木香 6g，黄连 3g，砂仁 12g，山药 30g，炒山楂 15g，炒神曲 15g，炒麦芽 15g。

⊕ 适用证候

肝癌患者属脾虚食积证。症见肝区隐隐疼痛，尚可忍受，食少难消，体倦少气，近期消瘦明显，或化疗后恶心、呕吐、进食不下，舌淡苔白，脉虚弱。

⊕ 加减应用

恶心、呕吐重者，加姜竹茹、姜半夏、生姜等和胃止呕；肝区痛者，加柴胡、木香行气止痛；乏力者，加党参、太子参、黄芪等健脾益气。

六、当归芍药散

⊕ 方剂出处 《金匮要略》

⊕ 原文记载

《金匮要略·妇人妊娠病脉证并治第二十》："妇人怀妊，腹中疠痛，当归芍药散主之。"

《金匮要略·妇人杂病脉证并治第二十二》："妇人腹中诸疾痛，当归芍药散主之。"

《岳美中医案集》："此方之证，腹中挛急而痛，或上迫心下及胸，或小便有不利，痛时或不能俯仰。腹诊：脐旁拘挛疼痛，有的推右则移于左，推左则移于右，腹中如有物而非块，属血与水停滞。方中芎、归、芍药和血舒肝，益血之虚；苓、术、泽泻运脾胜湿，除水之气。方中多用芍药，芍药专主拘挛，取其缓解腹中急痛。合用之，既疏瘀滞之血，又散郁蓄之水。服后小便或如血色，大便或有下水者，系药中病，是佳兆，应坚持多服之。"

《金匮要略论注》："痛者，绵绵而痛，不若寒疝之绞痛，血气之刺痛也。乃正气不足，使阴得乘阳，而水气胜土，脾郁不伸，郁而求伸，土气不调，则痛而绵绵矣。故以归、芍养血，苓、术扶脾，泽泻泻其有余之旧水，芎畅其欲遂之血气。不用黄芩，痛因虚则稍挟寒也。然不用热药，原非大寒，正气充则微寒自去耳。"

方剂组成

当归 30g，芍药 12g，茯苓 30g，白术 12g，泽泻 12g，川芎 12g。

⊕ 适用证候

肝癌患者属肝郁脾虚证。症见乏力，面色萎黄，腹痛腹胀，食少倦怠，便溏，伴见情绪低落，舌淡苔腻，脉濡缓。

⊕ **加减应用**

体虚明显者，加黄芪、太子参健脾益气；腹痛者，加柴胡、枳壳、木香疏肝理气；痛重者，加延胡索、乳香，没药等行气化瘀止痛。

七、枳实消痞汤

⊕ **方剂出处**　《兰室秘藏》

⊕ **原文记载**

《兰室秘藏·卷上》："治右关脉弦，心下虚痞，恶食懒倦，开胃进饮食。"

《成方便读·卷三》："夫满而不痛者为痞，痞属无形之邪，自外而入，客于胸胃之间，未经有形之痰血饮食互结，仅与正气搏聚一处为患。故以黄连、干姜并用，一辛一苦，一散一降，则无论寒热之邪，皆可开泄，二味实为治痞之主药。然痞结于中，则气壅湿聚，必渐至痰食交阻，故以枳实破气、厚朴散湿、麦芽化食、半夏行痰，自无胶固难愈之势。但邪之所凑，其气必虚，故必以四君子坐镇中州，祛邪扶正，并驾齐驱。故此方无论虚实之痞，皆可治之。用蒸饼糊丸者，以谷气助脾胃之蒸化耳。"

方剂组成

枳实 15g，厚朴 30g，党参 30g，白术 30g，茯苓 15g，炙甘草 9g，干姜 6g，黄连 3g，炒麦芽 15g，炒神曲 15g。

⊕ **适用证候**

肝癌患者属脾虚气滞，寒热互结证。症见腹中痞满，腹痛隐隐，不欲饮食，倦怠乏力，大便干结不畅，苔腻而微黄，脉弦。

⊕ **加减应用**

大便干结者，加肉苁蓉、麻子仁润肠通便；气滞者，加柴胡、枳壳、木香理气行气；腹痛重者，加延胡索、川楝子等行气止痛。

八、扶正消水汤

⊕ **方剂出处**　自拟方

方剂组成

制附子 10g，桂枝 15g，生姜 6g，紫苏叶 12g，白芷 6g，柴胡 12g，防己 12g，草果 6g，茯苓 30g，猪苓 30g，泽泻 20g，小茴香 12g，花椒 9g，木香 12g，川楝子 9g，槟榔 12g，延胡索 12g，葶苈子 30g，白术 12g。

⊕ **适用证候**

肝癌患者伴大量腹水，属脾肾阳虚证。症见腹部胀满膨隆，畏寒肢冷，脘闷纳呆，倦怠乏力，腰膝酸软，下肢浮肿，大便溏薄，小便短少，舌淡，苔少薄白，脉弱而无力。

⊕ **加减应用**

腹水量大者，加泽兰、车前子加强化瘀利水之力；畏寒肢冷者，加肉桂、巴戟天增加温补肾阳之功；乏力者，加人参、黄芪补气健脾；纳差者，加鸡内金、炒神曲、炒麦芽健脾开胃。

九、软坚消积汤

⊕ **方剂出处**　自拟方

方剂组成

海藻 30g，柴胡 12g，白芥子 12g，牡蛎 30g，泽兰 12g，

夏枯草 30g，桃仁 12g，红花 12g，王不留行 6g，路路通

6g，蜈蚣 3g，丹参 12g，僵蚕 10g。

⊕ 适用证候

肝癌患者属痰瘀互结证。症见正气尚存，腹内结块、质硬如石、推之不移、疼痛不甚，余症不明显，纳食可，二便正常，舌淡红有瘀斑，苔薄，脉沉弦。

⊕ 加减应用

疼痛者，加延胡索、乳香、没药化瘀止痛；结块明显者，加全蝎、水蛭等虫类药软坚散结；正虚者，加党参、黄芪健脾益气。

十、十全大补汤

⊕ 方剂出处　《太平惠民和剂局方》

⊕ 原文记载

《太平惠民和剂局方》："男子、妇人诸虚不足，五劳七伤，不进饮食，久病虚损，时发潮热，气攻骨脊，拘急疼痛，夜梦遗精，面色萎黄，脚膝无力，一切病后气不如旧，忧愁思虑伤动血气，喘嗽中满，脾肾气弱，五心烦闷，并皆治之。此药性温不热，平补有效，养气育神，醒脾止渴，顺正辟邪，温暖脾肾，其效不可具述。"

《成方便读》："八珍并补气血之功，固无论矣。而又加黄芪助正气以益卫，肉桂温血脉而和营，且各药得温养之力，则补性愈足，见效愈多。非唯阳虚可温，即阴虚者亦可温，以无阳则阴无以生，故一切有形之物，皆属于阴，莫不生于春夏而杀于秋冬也。凡遇人之真

阴亏损，欲成痨瘵等证，总宜以甘温之品收效。或虚之甚者，即炮姜、肉桂，亦可加于大队补药之中，自有神效。若仅以苦寒柔静，一切滋润之药，久久服之，不特阴不能生，而阳和生气，日渐丧亡，不至阳气同归于尽不止耳。每记为人治阴虚内热一证，屡用甘寒润静之剂，而热仍不退，于原方中加入炮姜五分，其热顿退，神乎其神，因录之以助学者之参悟。"

方剂组成

黄芪 30~60g，人参 15g（或党参 30~60g），肉桂 9g，当归 30g，川芎 12g，白芍 15g，熟地黄 30g，白术 12g，茯苓 30g，炙甘草 6g。

⊕ 适用证候

肝癌患者经历西医治疗后属元气大伤、气血两虚，或术后体虚，见久病。症见重度乏力、声低语怯，面色萎黄，精神倦怠，饮食减少，脚膝无力，舌淡苔薄，脉沉弱。

⊕ 加减应用

纳差者，可去熟地黄，加炒山楂、焦六曲、砂仁、豆蔻等行气开胃；肢冷形寒者，加重肉桂剂量，或加附子温补真元；血虚者，加阿胶、鹿角胶等血肉有情之品添精补髓。

第四节 ※ 临床诊治心悟

在长期治疗肝癌的过程中，中医学中的一些经典方药被挖掘发现，如大黄䗪虫丸、鳖甲煎丸、血府逐瘀汤、膈下逐瘀汤、茵陈蒿汤等，通过与现代医学手术、放疗、化疗、肝癌局部综合微创治疗等方法结合，可以有效地减少手术、放疗、化疗对机体的伤害，提高患者的耐受性，调节脏腑功能。笔者在临证中接诊的肝癌患者大部分为晚期，还有一部分是经过了手术、放疗、化疗、肿瘤局部综合微创又复发转移的患者。病情危重，治疗非常棘手，通过中医药诊疗，减轻了患者痛苦，提高了生活质量，延长了生存时间。现和大家分享笔者临床上的心得体会。

一、治疗肝癌首先固护脾胃

《金匮要略》云："见肝之病，知肝传脾，当先实脾。"肝五行为木，肝木克脾土，肝病传脾，故临床接诊的肝癌患者，大多都有脾胃不和的症状，属于木克脾土。中医治未病观念中的已病防传，温病学的"先安未受邪之地"，除此之外，脾胃乃后天之本，气血生化之源，人体生命的动力之本。临床常见同等病理分期的患者，食欲好、进食多者预后、生活质量明显高于食欲差者。恶性肿瘤为消耗性疾病，肿瘤生长以消耗人体正气为代价。晚期恶病质患者常见大肉枯槁、大骨陷下、面黄肌瘦等脾胃之气衰败之象，此时再固护脾胃，已是回天乏术，故恶性肿瘤患者重在固护脾胃，因肝脾之间的关系，对于肝癌患者更加重要。临证时肝癌患者常见食欲低下、纳差、腹胀、腹痛等脾胃之气受损之象，晚期肝癌患者常伴大量腹水，腹胀如鼓，几乎不能进食，此时收效极差。故我们在临证中要吸取教训，先补脾健胃，固护胃气，恢复正气，这是肝癌治疗的基础。临证常用方药有人参健脾丸、枳实消痞汤、柴胡桂枝干姜汤等。

二、治疗肝癌始终不忘扶正

《内经》云："正气存内，邪不可干；邪之所凑，其气必虚。"《中藏经·积聚癥瘕杂虫论》中提出："积聚、癥瘕、杂虫者，皆五脏六腑真气失而邪气并，遂乃生焉。"笔者认为，原发性肝癌的根本病机为正气亏虚，脏腑失调，阴阳失衡，气、血、痰、毒结聚，形成癌肿，发为肝积，为机体的一种失衡状态。《张氏医通·积聚》记载："善治者，当先补虚，使气血壮，积自消也。"笔者临证治疗恶性肿瘤使用频率最高的为补虚药，补虚扶正，提高机体免疫力，增强机体抗肿瘤能力，除此外，根据辨证分型，邪气之不同如血瘀、气滞、痰湿、热毒等，配合使用活血化瘀药、理气药、利水渗湿药、清热药等祛邪抗癌药，攻补兼施，但不可攻伐过度，以补为主。中医治病以人为本，以解决患者最痛苦的症状为主，意在提高患者生存质量，延长患者生存时间，主张与瘤共存而不是将肿瘤一网打尽。

三、治疗肝癌衰其大半而止

有人认为肿瘤为癌毒之邪，当以毒攻毒，常选用大量壁虎、蜈蚣、全蝎、水蛭、木鳖子等有毒之物，有时反而适得其反，造成患者肝肾功能损伤，因此受到世人误解，认为中药会损伤肝肾功能，使得患者、医生对中药畏惧，实则不然，此乃不正确使用中药所致。中药治病并非以毒攻毒，讲究辨证施治，纠正人体不平衡，以平为期，笔者临证之时选用植物药较多，也会使用一些矿物类药、动物类药如牡蛎、鳖甲等，也常在临证时使用虫类药，但必须有以下征象才会使用：一是患者有明显瘀阻之象，非桃仁、红花之力所能去除，症见口唇色暗，舌质暗紫，有明显瘀斑瘀点，可以在方中加虫类药；二是患者无明显乏力、虚弱之象，可以酌加虫类药增强全方攻邪之力。使用虫类药之时会细查精详，少少与之，以不伤正气为度，衰邪气大半而止，以平为期，调动人体自身的正气。

诊治原发性肝癌医案

　　李某某，男，生于 1969 年 7 月，河南省开封市人。2017 年 3 月，自觉右上腹隐隐疼痛，至当地中心医院就诊，查彩超提示肝占位。医生建议患者去省级医院就诊，以明确诊断。患者分别去河南省某人民医院和郑州大学某附属医院就诊，查腹部增强 CT 后，确诊为原发性肝癌。诊断明确后，患者又回到当地中心医院继续治疗。先做了肝脏介入治疗，效果不好，没能控制肿瘤的增长，但患者还是坚持做了 4 次肝癌介入术，仍没有控制住病情。当地医生建议患者去河南省某人民医院寻找更好的治疗方法，到河南省某人民医院又做了 2 次肝脏肿瘤射频消融治疗。因多次治疗，副作用很大，患者的体质已经很差。又因肝脏肿瘤始终控制不好，患者精神压力极大，想寻求中医中药治疗。

　　2018 年 1 月 23 日初诊：患者主要症状是右胁胀满，口苦，食欲减退，全身乏力，睡眠和大小便均正常。患者之前已经做过 4 次肝癌介入治疗和 2 次射频消融术；舌质淡，苔薄，脉弦。

西医诊断：	原发性肝癌介入、射频消融术后。
中医辨证：	气血亏虚，肝郁脾虚，瘀血内结。
治法：	益气养血，疏肝健脾，软坚散结。
方名：	逍遥散合鳖甲煎丸加味。
处方：	当归 30g，柴胡 6g，茯苓 15g，赤芍 15g，白芍 15g，炒白术 30g，鸡内金 30g，鳖甲 30g，莪术 15g，石斛 15g，郁金 15g，焦山楂、炒麦芽、焦神曲各 15g，蛇六谷 12g。

煎服法：	15剂，水煎服，每日1剂。每剂头煎、二煎共取药汁 400mL，混合后分2次服，即上午10时，下午4时服药，每次200mL。

配合服用中成药鳖甲煎丸，每次3g，每日3次。

2018年2月27日二诊：患者右胁胀满减轻，食欲好转，最近睡眠差，夜间伴有烘热汗出，大便偏稀、每日2次，小便正常；舌质淡红，苔薄黄，脉弦。上方加炒薏苡仁15g，黄芩3g。30剂。煎服法同前。

2018年3月27日三诊：患者服药后精神、饮食、睡眠均好转，体力有所恢复，但稍活动后仍感乏力，期间又行一次射频消融治疗；舌质淡红，苔稍黄，脉弦。

调整方药为： 疏肝消积汤加味。

处方： 黄芪12g，山药30g，白术15g，莪术15g，柴胡6g，丹参9g，茵陈12g，板蓝根9g，当归30g，党参12g，茯苓15g，甘草3g，女贞子12g，五味子12g，鳖甲30g，鸡内金30g，八月札15g，菝葜12g，焦山楂、炒麦芽、焦神曲各15g。30剂，煎服法同前。

2018年7月31日四诊：患者精神、饮食、睡眠、体力基本恢复正常。服药期间大便次数稍多，余无明显不适。舌质淡，苔薄，脉弦。嘱继续服用三诊方。电话随访患者，其间复查2次腹部CT，肝脏肿块无增大，无新发，病情稳定。

按语

肝癌属于中医"胁痛""肝积"等的范畴，属难以调治，易于复发，绵延不愈之疾。肝主疏泄，为藏血之脏；脾主运化，为气血生化之源，二者同居中焦。生理上肝之疏泄可助脾之健运，脾运则化生气血滋养肝脏，两脏相互为用。病理时则互相影响，肝郁不疏必影响脾的运化，肝郁气滞，脾虚失运，湿邪聚于中焦，日久则痰瘀互结于肝脏发为肿瘤。该患者明确诊断后，多次做肝癌介入术和射频消融术，效果均不理想。同时多次反复的治疗对肝脏和其他脏腑也会造成损伤，出现右胁胀满、口苦、食欲减退、全身乏力等一系列气血亏虚，肝郁脾虚的症状。中医治宜益气养血，疏肝健脾，软坚散结。先后选逍遥散、鳖甲煎丸和疏肝消积汤加减。

逍遥散出自《太平惠民和剂局方》。方中柴胡疏肝解郁，使肝气得以条达；当归养血和血；白芍养血敛阴，柔肝缓急；炒白术、茯苓健脾，使运化有权，气血有源；炙甘草益气补中，缓肝之急。肝病则气滞，日久则血瘀，是谓"久病必瘀"，故加莪术、郁金、鸡内金、鳖甲、蛇六谷等活血化瘀，软坚散结。现代药理研究其有明显的抗肿瘤的作用。

鳖甲煎丸出自《金匮要略》，具有行气化瘀、软坚消癥的功效。笔者在临床时常用于治疗肝癌。

服上方后，患者右胁胀满减轻，体质逐渐恢复，根据患者大便溏稀、舌苔薄黄的情况，加炒薏苡仁以增强健脾的功效，佐以少许黄芩以清热。

疏肝消积汤是笔者学习国医大师周信有教授的经验方，由黄芪、当归、党参、炒白术、茯苓、柴胡、茵陈、莪术、丹参、板蓝根、女贞子、五味子组成，具有益气养血、活血化瘀的功效。方中柴胡条达肝气；茵陈、板蓝根、茯苓等清解利湿；当归、丹参、莪术等养血调肝，和血祛瘀；党参、炒白术、黄芪、女贞子、五味子等，益气养血、扶正补虚。根据该患者的情况，加鳖甲、鸡内金、八月札、菝葜等解毒散结之品。

经过上述方药治疗后，经多次随访，现患者无明显不适，病情稳定。

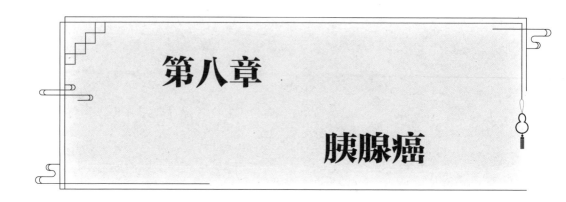

第八章

胰腺癌

第一节 ※ 概　述

胰腺癌是指胰外分泌腺的恶性肿瘤，主要表现为剧烈腹痛、食欲减退、黄疸、进行性消瘦等，是临床常见的消化道恶性肿瘤。该病发病率逐年升高，临床治疗棘手，该病患者5年生存率仅为7.2%~9%，预后极差。2021年世界卫生组织国际癌症研究机构发布《2020全球癌症报告》，2020年全球新发癌症病例为1 929万例，全球死亡癌症病例为996万例。胰腺癌发病率虽然居于恶性肿瘤前十位以外，但死亡病例数为46.6万例，位于全球恶性肿瘤死亡率第7位，其中，我国胰腺癌新发病例为12.5万例，位列我国恶性肿瘤发病率的第8位；我国胰腺癌死亡病例约12.2万例，分别居于男性和女性肿瘤相关死因的第6位和第8位。

目前明确已知的与胰腺癌发病明显相关的危险因素包括吸烟、肥胖、活动量少和饮食习惯，其中吸烟是最重要的环境因素，其人群归因危险度约为25%。已有数项前瞻性研究表明，红肉和动物脂肪摄入与胰腺癌患病风险呈正相关；而食用水果、蔬菜和叶酸则与胰腺癌患病风险呈负相关。此外有中等质量证据等级的研究支持乙型和丙型肝炎病毒及幽门螺杆菌等慢性感染与胰腺癌发病之间有微弱的相关性。

胰腺癌早期诊断困难，早诊率仅为5%，约60%的患者首诊时已转移，约30%的患者首诊时处于局部进展期，2011年，国际胰腺癌筛查联合会首次达成对家族性胰腺癌亲属或胰腺癌高危人群筛查的共识；美国预防服务工作组近期发表研究结果也持相同的观点。我国2020年开始着手制定《胰腺癌早诊早治的专家共识》。目前对于恶性肿瘤的非手术疗法，如放疗、化疗、介入治疗、靶向治疗、免疫治疗等，对于胰腺癌的疗效显然不如其他癌种。中医药作为一种综合治疗方法，在胰腺癌的治疗方面有独到的优势。

古代典籍中少有对胰腺的记载，最早可见于《难经·四十二难》："脾重二斤三两，扁广三寸，长五寸，有散膏半斤……"后代医家如李东垣《脾胃论》曾云"其脾长一尺，掩太仓……脾受胃禀，乃能熏蒸腐熟五谷者也"。明清时期王清任《医林改错》云："脾之长短与胃相等……脾中有一管，体象玲珑，易于出水，故名珑管。"近现代中西医结合医家张锡纯《医学衷中参西录》言："脾有散膏半斤，即西人所谓甜肉汁，原系胰子团结而成，方书谓系脾之副脏。"《脾脏总论》："志在脾……色黄，在方为中央……其形如刀镰。"纵观历代文献记载，胰腺与脾脏虽然不能完全等同，但联系紧密，亦可归属于中医"脾"的范畴。

古代医学典籍中并无胰腺癌的病名，根据其症状、体征、临床表现，可将其归于"积聚""伏梁""癥瘕""黄疸"等疾病范畴。如《素问·五常政大论篇》记载："……心痛胃脘痛，厥逆膈不通。"《难经》记载："心之积，名曰伏梁。"《诸病源候论·急黄候》记载："脾胃有热，谷气郁蒸，因为热毒所加，故卒然发黄，心满气喘，命在顷刻，故云急黄也。"以上记载和胰腺癌发展迅速，至中、晚期所出现的剧烈腹痛、短期加重的黄疸等症状很相似，同时指出本病的预后很差。

胰腺隶属于中医"脾"的范畴，是消化系的重要组成部分，《临证指南医案》曰："纳食主胃，运化主脾；脾宜升则健，胃宜降则和。"脾胃同居中焦，主管气机升降条达，或因外邪从表入里，或伏邪内动，或癌毒流注，或饮食不慎，或情志失常等，致气机升降失宜，气滞湿阻，津停为痰，气滞成瘀，加之久病耗气伤正，虚而不复，且肿瘤为一实质性肿块，总属有形之痰结聚而成，故胰腺癌的病因病机不外乎虚、滞、痰、瘀，四者相互交杂，致气机紊乱，升降失宜，发为此病。治当健脾祛痰、理气通滞，补虚化瘀。

第二节 ❈ 55 例胰腺癌基本情况分析

笔者在"肿瘤临床诊疗与患者管理一体化平台"系统中整理出自2018 年 1 月至 2021 年 12 月于河南中医药大学第一附属医院门诊及河南中医药大学第三附属医院门诊就诊的胰腺癌患者共 55 例，累计就诊频次为 165 次。其中，男性患者 26 例，占比 47.27%，女性患者 29 例，占比 52.73%，男女比例基本相当。就诊患者年龄最小的 35 岁，最大的 86 岁，年龄在 51~60 岁的患者人数最多，为 19 例，占比 34.55%；61~70 岁患者为 16 例，占比 29.09%；71~80 岁患者为 9 例，占比 16.36%；81~86 岁患者 6 例，占比 10.91%。55 例患者中因放疗、化疗后不良反应前来就诊者最多，有 22 例，占比 40%；术后欲中药调理，维持巩固，预防复发者有 20 例，占比 36.36%；因年迈不能进行手术、放疗、化疗等治疗，前来寻求中医药保守治疗者有 13 例，占比 23.64%。

第三节 ※ 常用处方分析

经笔者统计整理后，胰腺癌患者在门诊治疗中共计使用 62 个处方，累计使用频次为 234 次。使用频率高的前 10 位方剂排序如表 8 所示。

表 8　使用频率高的前 10 位方剂

排序	方剂	频数	频率（%）
1	大柴胡汤	51	30.91
2	理冲汤	21	12.73
3	枳实消痞汤	20	12.12
4	人参健脾丸	10	6.06
5	延胡索散	9	5.45
6	新加四神丸	8	4.85
7	柴胡桂枝干姜汤	7	4.24
8	厚朴温中汤	6	3.64
9	参苓白术散	5	3.03
10	八珍汤	5	3.03

一、大柴胡汤

⊕ **方剂出处**　《伤寒论》

⊕ **原文记载**

《伤寒论·辨太阳病脉证并治中第六》："太阳病，过经十余日，反二三下之，后四五日，柴胡证仍在者，先与小柴胡。呕不止，心下急，郁郁微烦者，为未解也，与大柴胡汤，下之则愈。"

《金匮要略·腹满寒疝宿食病脉证并治》："按之心下满痛者，此为实也，当下之，宜大柴胡汤。"

《医宗金鉴·删补名医方论·卷八》："柴胡证在，又复有里，故立少阳两解法也。以小柴胡汤加枳实、芍药者，仍解其外以和其内也。去参、草者，以里不虚。少加大黄，以泻结热。倍生姜者，因呕不止也。斯方也，柴胡得生姜之倍，解半表之功捷。枳、芍得大黄之少，攻半里之效徐，虽云下之，亦下中之和剂也。"

方剂组成

柴胡 12g，大黄 5g，枳实 15g，白芍 30g，黄芩 6g，半夏 12g，生姜 6g，大枣 6 枚。

⊕ 适用证候

胰腺癌患者属少阳阳明合病。症见发热，纳差，腹痛、腹胀，腰背痛、疼痛剧烈、难以忍受，口干口苦，食欲不佳，大便干结，小便黄赤等。

⊕ 加减应用

食欲差者，加炒麦芽、炒神曲、鸡内金以健胃和中；乏力明显者，加党参、太子参、山药等健脾益气；口干严重者，加麦门冬、石斛等滋阴生津；大便干结者，加芒硝、厚朴泻下通便；疼痛者，加延胡索、制乳香、蒲黄等理气止痛。

二、理冲汤

⊙ **方剂出处**　《医学衷中参西录》

⊙ **原文记载**

《医学衷中参西录》："治妇女经闭不行或产后恶露不尽，结为癥瘕，以致阴虚作热，阳虚作冷，食少劳嗽，虚证沓来。服此汤十余剂后，虚证自退，三十剂后，瘀血可尽消。亦治室女月闭血枯。并治男子劳瘵，一切脏腑癥瘕、积聚、气郁、脾弱、满闷、痞胀，不能饮食。"

> **方剂组成**
>
> 党参 30g（严重虚弱者 60~90g），黄芪 30g（严重虚弱者 60~90g），山药 30g，三棱 15g，莪术 15g，鸡内金 30g，知母 15g，天花粉 30g。

⊙ **适用证候**

胰腺癌患者属气虚有积证。症见乏力、体虚、纳少胃胀、腹痛连及腰背，并见瘀阻之象。

⊙ **加减应用**

瘀结较重者，加僵蚕、夏枯草、鳖甲等化瘀散结；腰痛者，加桑寄生、杜仲、川断等填精止痛；气虚明显者，加重党参、黄芪用量；腹胀者，加厚朴、木香行气理中。

三、枳实消痞汤

⊙ **方剂出处**　《兰室秘藏》

⊕ 原文记载

《兰室秘藏·卷上》："治右关脉弦，心下虚痞，恶食懒倦，开胃进饮食。"

《成方便读·卷三》："夫满而不痛者为痞，痞属无形之邪，自外而入，客于胸胃之间，未经有形之痰血饮食互结，仅与正气搏聚一处为患。故以黄连、干姜并用，一辛一苦，一散一降，则无论寒热之邪，皆可开泄，二味实为治痞之主药。然痞结于中，则气壅湿聚，必渐至痰食交阻，故以枳实破气、厚朴散湿、麦芽化食、半夏行痰，自无胶固难愈之势。但邪之所凑，其气必虚，故必以四君子坐镇中州，祛邪扶正，并驾齐驱。故此方无论虚实之痞，皆可治之。用蒸饼糊丸者，以谷气助脾胃之蒸化耳。"

方剂组成

枳实 15g，厚朴 30g，党参 30g，白术 30g，茯苓 15g，炙甘草 9g，干姜 6g，黄连 3g，炒麦芽 15g，炒神曲 15g。

⊕ 适用证候

胰腺癌患者属脾虚气滞，寒热互结证。症见心下痞满，腹痛隐隐，不欲饮食，倦怠乏力，大便不畅，苔腻而微黄，脉弦。

⊕ 加减应用

湿重者，加佩兰、藿香、紫苏叶化湿理中；气虚明显者，加黄芪、太子参益气补虚；气滞者，加柴胡、枳壳、木香理气行气；腹痛重者，加延胡索、乌药等行气止痛。

四、人参健脾丸

⊕ **方剂出处** 《医方集解》

⊕ **原文记载**

《医方集解》："治脾虚气弱，饮食不消。本方去山楂、麦芽，加茯苓、炙甘草，名益气健脾丸，治脾虚食少。本方去山楂、麦芽、陈皮，加当归、芍药、麦冬、柏子仁，名养荣健脾丸，治脾阴不足，饮食不为肌肤。本方去人参、枳实、麦芽，加香附、木香、半夏、茯苓、神曲、黄连、当归、芍药、荷叶烧饭丸，名理气健脾丸，治脾胃虚弱，久泻久痢。本方去人参、山楂、麦芽，加神曲、川芎、香附，曲糊丸，名舒郁健脾丸，治脾气郁滞，饮食不消。"

方剂组成

人参 15g（或党参 30g），白术 15g，茯苓 30g，炙甘草 9g，陈皮 12g，肉豆蔻 12g，广木香 6g，黄连 3g，砂仁 12g，山药 30g，炒山楂 15g，炒神曲 15g，炒麦芽 15g。

⊕ **适用证候**

胰腺癌属脾虚食积证。症见食少难消，脘腹痞闷，体倦少气，或化疗后恶心、呕吐、进食不下，舌淡苔白，脉虚弱。

⊕ **加减应用**

恶心、呕吐重者，加姜竹茹、姜半夏、生姜等和胃止呕；呃逆者，加丁香、沉香等降逆止呃；腹泻者，加乌梅、白芷等涩肠止泻。

五、延胡索散

⊕ **方剂出处** 《普济方》

方剂组成

延胡索 40g，当归 30g，赤芍 30g，蒲黄 9g，肉桂 9g，制乳香 10g，制没药 10g，姜黄 6g。

⊕ 适用证候

胰腺癌患者属气血瘀滞证。症见腹痛剧烈，痛时腹部坚硬不可触碰，舌淡暗，脉弦细。（原方用治妇人产后血气攻刺，腹痛不止，及新旧虚实痛不止，月经不调，脉弦滞涩者。）

⊕ 加减应用

瘀象明显者，合五灵脂有失笑散之义；气滞明显者，加广木香、乌药理气止痛；食欲不佳者，加炒山楂、炒神曲、炒麦芽等健脾消食。

六、新加四神丸

⊕ 方剂出处　笔者自拟方（由四神丸加减化裁而得，四神丸出自《内科摘要》）

⊕ 原文记载

《内科摘要》：治脾肾虚弱，大便不实，饮食不思。《绛雪园古方选注》言"四种之药，治肾泄有神功也"。

方剂组成

补骨脂 15g，吴茱萸 9g，肉豆蔻 30g，五味子 15g，乌梅 30g，白芷 15g。

⊕ 适用证候

胰腺癌患者脾肾阳虚型腹泻证。症见化疗后腹泻，日十余次，泻下清稀如水样，口淡不渴或稍渴，四肢发凉，怕冷恶风，小便正常或偏少，舌淡苔白，脉沉无力。

⊕ **加减应用**

腹泻重者，加炒山楂、诃子、罂粟壳等涩肠止泻；脾肾虚寒明显者，加制附子、肉桂、干姜等温补肾阳。

七、柴胡桂枝干姜汤

⊕ **方剂出处** 《伤寒论》

⊕ **原文记载**

《伤寒论》："伤寒五六日，已发汗而复下之，胸胁满微结，小便不利，渴而不呕，但头汗出，往来寒热，心烦者，此为未解也。柴胡桂枝干姜汤主之。"

> **方剂组成**
>
> 柴胡 12g，桂枝 15g，干姜 9g，瓜蒌 15g，黄芩 6g，牡蛎 30g，炙甘草 9g。

⊕ **适用证候**

胰腺癌患者属肝脾不和证。症见胁肋不适、口苦等肝胆疏泄不利之证，及便溏等太阴虚寒之象。

⊕ **加减应用**

便溏者，加炒山楂、乌梅、白芷、吴茱萸等涩肠止泻；口苦重者，加重黄芩用量；正虚不甚者，加三棱、莪术、鸡内金、藤梨根、蛇六谷等软坚散结。

八、厚朴温中汤

⊕ **方剂出处** 《内外伤辨惑论》

⊕ **原文记载**

《内外伤辨惑论·卷中》："治脾胃虚寒，心腹胀满，及秋冬客寒犯胃，时作疼痛。"

方剂组成

厚朴 30g，陈皮 12g，茯苓 15g，草蔻仁 15g，木香 6g，干姜 9g，炙甘草 9g。

⊕ **适用证候**

胰腺癌患者属中焦寒湿气滞证。症见腹痛、痛势不重、喜温喜按，不思饮食，四肢倦怠，口淡不渴，舌白苔腻，脉沉。

九、参苓白术散

⊕ **方剂出处** 《太平惠民和剂局方》

⊕ **原文记载**

《太平惠民和剂局方》："治脾胃虚弱，饮食不进，多困少力，中满痞噎，心忪气喘，呕吐泄泻及伤寒咳噫。此药中和不热，久服养气育神，醒脾悦色，顺正辟邪。"

方剂组成

人参 15g，茯苓 30g，白术 12g，白扁豆 12g，陈皮 12g，山药 30g，莲子肉 15g，砂仁 12g，薏苡仁 30g，桔梗 15g，炙甘草 6g，大枣 6 枚。

⊕ **适用证候**

胰腺癌患者属肺脾气虚证。症见脾胃虚弱，饮食不进，多困少力，或咳嗽、咳痰，色白量多质黏，怕冷恶风、气短等。舌淡苔白腻，脉濡缓。

⊕ **加减应用**

怕冷恶风者，加黄芪、防风，取玉屏风散之义；纳差者，加炒山楂、炒神曲、炒麦芽、鸡内金健脾开胃；咳嗽咳痰者，加杏仁、麻黄等宣利肺气。

十、八珍汤

⊕ **方剂出处** 《瑞竹堂经验方》

⊕ **原文记载**

《瑞竹堂经验方·卷四》："脐腹疼痛，全不思食，脏腑怯弱，泄泻，小腹坚痛，时作寒热。"

《医方考·卷三》："血气俱虚者，此方主之。人之身，气血而已。气者百骸之父，血者百骸之母，不可使其失养者也。是方也，人参、白术、茯苓、甘草，甘温之品也，所以补气。当归、川芎、芍药、地黄，质润之品也，所以补血。气旺则百骸资之以生，血旺则百骸资之以养。形体既充，则百邪不入，故人乐有药饵焉。"

方剂组成

人参 15g，白术 15g，茯苓 30g，当归 30g，川芎 12g，白芍 12g，熟地黄 30g，炙甘草 9g。

⊕ **适用证候**

胰腺癌患者属气血两虚证。症见消瘦明显，面色苍白，头晕目眩，四肢倦怠，气短懒言，纳食减少；或化疗后骨髓抑制严重，乏力，血象较低；或肿瘤手术后气血大伤。舌淡，苔薄白，脉细弱或虚大无力。

⊕ **加减应用**

气虚明显者，加山药、党参、黄芪健脾益气；血虚明显者，加阿胶、鹿角胶补血养血，或加黄芪、肉桂取十全大补之义。

第四节 ※ 临床诊治心悟

本病早期症状不典型，临床发现时多是中、晚期患者。晚期胰腺癌患者疼痛症状剧烈，对患者的身心影响巨大。近年来，对胰腺癌的微创治疗进展也很快：在 CT 引导下术中直接将粒子植入到瘤体内，通过碘 –125 核素释放低能伽马射线对肿瘤细胞进行直接杀伤。同时避开了胰腺周围正常小肠、结肠和胃等组织，使这些结构接受剂量最小。经过粒子植入治疗的胰腺癌患者疼痛明显减轻。但目前对于中、晚期胰腺癌患者还是多采用中西医结合的方法。中医中药和手术、化疗结合可明显减轻痛苦，提高患者生活质量，延长生存期。

一、治疗注重中焦气机升降

胰腺位于中焦，其病当以顾护中焦脾胃为主，"健脾"为一重要治则。然而肝胆亦居中焦，肝升肺降，脾升胃降，气机协调，才能维持人体平衡。《内经》云："非升降，则无以生长化收藏。是以升降出入，无器不有。"今中焦有变，升降失宜，气机不畅，百病丛生，仅健脾不能复升降，须调节脾胃、肝胆，使其升降和合，则气机恢复，人自安矣。故治疗上，不仅需要健脾养胃、化痰散结，辛开苦降、调理气机，做到升降相宜更是关键。笔者在临床上常用的方剂为大柴胡汤，大柴胡汤乃伤寒名方，本为少阳阳明合病，表里双解之剂，笔者多用此方治疗胰腺癌伴阳明腑实之症，此类患者必有剧烈腹痛、大便干结等症。因肝胆居于中焦，条达一身之气机，肝胆与脾胃互相关联，疏泄肝胆则脾胃自通，六腑以通为用，通则不痛。此外还有人参健脾丸、理冲汤、柴胡桂枝干姜汤等，此类方剂的共同特点是温补为主，健脾为要，散结为辅。因脾喜燥恶湿，易为湿邪所困，湿邪又易阻滞气机，故治理中焦之病，调气为关键，当祛湿与理气并行。

二、用药寒热并用虚实兼顾

中焦病变颇为复杂，绝非单纯的寒热、虚实，最易产生寒热错杂，虚实夹杂之证。胰腺癌患者虽以温健脾胃为主，但中焦之病，追本溯源，应谨记其病症特点，治当寒热并用，虚实共调。临床常用方剂枳实消痞汤，枳实消痞汤又称为失笑丸，首载于《兰室秘藏》，为半夏泻心汤、枳术丸、四君子汤三方化裁而成，本方以顾护脾胃为主，乃消补兼施之剂，对于脾虚气滞、寒热错杂、虚实夹杂之证的胰腺癌患者尤为适宜。

三、注重以通为补以平为期

六腑以通为用，中焦为上下二焦一身之枢纽，若中焦失调、腑气不通，上下二焦交通失常，则清气不升，浊气不降，壅塞于中，不通则痛。治疗当以通为补，以降为顺，临证之时笔者多询问患者二便情况，确保患者二便通畅。

脾胃乃气血生化之源，脾胃亏虚则气血无以化生，后天乏源，且肿瘤患者大都经历西医的手术、放疗、化疗等"祛邪"之法，体虚者十有八九，故用药不宜攻伐太过。笔者接诊的胰腺癌患者大多经过手术治疗，脾胃功能受损，或因疼痛困扰，纳运欠佳。因此，治疗时一方面健运脾胃、顾护后天之本；另一方面嘱患者加强饮食，恢复脾胃正常功能。有胃气则生，气血生化有源，虚弱之体方可恢复。此外，肿瘤患者呈现为全身虚象，但癌种局部属实，对于这种实证，必须施以化痰软坚散结之法，可适当选取散结类中药如莪术、藤梨根、蛇六谷、郁金等，用药不可壅补、不可峻下、不可过温、不可偏寒，治疗上多以协调阴阳，斡旋气机为主，用药相合，以通为补，以平为期。

四、中西互参注意攻伐有度

临证之时，笔者多根据患者体质、症状与体征，抓准主症，精准辨证，灵活选方。常用方剂中，有以攻下为主的枳实消痞汤和大柴胡汤，有攻补兼施的理冲汤，有以健脾温中为主的人参健脾丸和柴胡桂枝干姜汤、厚朴温中汤，有止痛名方延胡索散等，方剂不一，但总不离健脾益气之法，虚实明辨，攻伐以不伤正气为度。

临证中，当以中医思维为根，中西医并重，优势互补，同时及时了解西医学最新进展、治疗方法。笔者临证治疗胰腺癌，并不拘泥于古方，会适当使用一些现代药理证明有抗癌作用的药物，如蛇六谷、莪术、藤梨根、郁金等；对于西医尚没有明确治疗方式的主观症状，如乏力、体虚、阳虚等，主张"以人为本，顾护后天，审因论证"，以中医治疗为主，临床疗效确切。

诊治胰腺癌医案

　　李某某，男，生于 1938 年 2 月，河南省郑州市人。2022 年 2 月初，患者自觉小便发黄，于郑州市某医院就诊，行相关检查后诊断为胰腺占位，为行进一步诊治，于 2022 年 2 月 10 日就诊于河南某肿瘤医院，行加强 CT 后的诊断与前诊一致，于 2022 年 2 月 19 日就诊于河南某人民医院，行穿刺活检，结果示：（胰头，穿刺组织）腺癌，中分化。免疫组化结果显示：细胞角蛋白 7（CK7）（+），CK20（−），CK8/18（+），CEA（−），K i67（约 60%），P53（弥漫强 +，突变型），Smad 4（弱 +），mLH1（无缺失），MSH6（无缺失），MSH2（无缺失），PMS2（无缺失）。因患者黄疸症状较明显，于 2022 年 2 月 20 日行超声引导下经皮肝穿胆道引流术，术后恢复尚可，但住院期间引流管脱落，胆汁流至腹腔，出现急性胰腺炎，经治好转，于 2022 年 2 月 24 日行胆肠吻合术，并于胰腺部位放置放射性碘粒子。患者因年龄较大，合并糖尿病、高血压等多种疾病，前后辗转多家西医院，经受多次有创操作，体质较差，副作用明显，故而寻求中医药治疗。

　　2022 年 3 月 27 日初诊：患者主要症状是便秘，服用乳果糖后大便 2~3 日 1 次，小便次数多，时有失禁（前列腺肥大），稍乏力，口干、口苦，纳一般，食欲一般，睡眠一般（小便次数多影响）。舌质淡红，苔黄腻，脉沉弦。

西医诊断：胰腺癌术后。

中医辨证：枢机不利，肝胆蕴热，腑实内结。

治法：和解枢机，清利肝胆，通腑行气。

方名：大柴胡汤加味。

处方：	柴胡9g，黄芩6g，大黄3g，枳实12g，半夏12g，白芍15g，生姜6g，党参30g，猪苓30g，薏苡仁30g，三棱15g，莪术15g，蛇六谷30g，炒麦芽15g，炒神曲15g，大枣6g。
煎服法：	15剂，水煎服，每日1剂。每剂头煎、二煎共取药汁400mL，混合后分2次服，即上午10时，下午4时服药，每次200mL。

2022年4月10日二诊： 患者服上方效可，乏力改善，口干口苦好转。现症见：手术口处隐痛，食欲欠佳，纳一般，大便干结，小便次数多，时有失禁（前列腺肥大），睡眠一般。舌质淡红，苔黄，脉沉弦。

上方合复方大承气汤，药物调整如下。

柴胡9g，黄芩6g，大黄9g，枳实30g，白芍30g，半夏15g，芒硝3g，厚朴30g，赤芍30g，莱菔子30g，桃仁12g，党参30g，猪苓30g，薏苡仁30g，三棱30g，莪术30g，蛇六谷30g，炒麦芽15g，炒神曲15g，大枣6g，生姜6g。7剂。煎服法同前。

2022年4月17日三诊： 服上方效可，夜尿较前减少，睡眠改善，便秘较前稍好转，现2日1次；现纳一般，手术伤口处偶发紧，口干欲饮，腰背等多处瘙痒，平素手脚冰凉。二诊方加白术30g。30剂，煎服法同上。

按语

胰腺癌属于中医古籍中"积聚""伏梁""癥瘕""黄疸"等疾病范畴。胰腺在古籍中未明确记载，根据典籍描述，隶属于中医"脾"的范畴，脾与肝、胆、胃共居中焦，司气机升降条达，掌水谷运化布散，肝胆疏泄不及，脾胃失于健运，气滞痰阻，久停成瘀，胃腑结实，结块遂生。本案患者因小便黄而就诊，经病理检查确诊，后经历反复多次有创操作，症状未改善，故而寻求中医治疗。初诊时患者主要症状见便秘、口干、口苦、纳一般，为少阳不利、肝胆蕴热，则口干口苦，胃肠内结则大便干结，下焦不通，中焦失运则纳差，此乃典型少阳枢机不利，阳明腑实内结之征，治疗宜和解少阳，内泻热结，选用大柴胡汤加味。

大柴胡汤出自《伤寒论》，以柴胡和解少阳为君药，配臣药黄芩和解清热，除少阳之邪；大黄泻下通便配枳实行气消痞，内泻阳明热结，通腑行气，亦为臣药；白芍柔肝缓急止痛，与枳实相伍可以理气和血；半夏和胃降逆，配伍大量生姜，降脾胃之逆气；大枣与生姜相配，能和营卫而行津液，并调和脾胃，功兼佐使。因患者年过八旬，恐诸药耗气伤正，故加党参益气养血；患者小便频数，舌黄腻，此乃湿热蕴于下焦，故加猪苓、薏苡仁利湿泻热；患者食欲不佳，故加炒麦芽、炒神曲健脾和胃，增进食欲；癌肿总属有形实邪，故加三棱、莪术、蛇六谷等软坚散结之药，此类药物现代药理已证明具有抗肿瘤作用。

二诊时患者口干口苦明显缓解，乏力改善，但大便仍干结，故合复方大承气汤以增加活血行气，通腑泻下之功。复方大承气汤出自《中西医结合治疗急腹症》，为大承气汤加桃仁、赤芍、莱菔子而成，乃近代所创新方，原为单纯性肠梗阻所设，笔者临床多用于阳明腑实重症兼见血瘀气滞者。方中以大承气汤峻下热结，急下存阴，又加桃仁、赤芍化瘀活血，莱菔子下气通腑，如此泻下之力大增。三诊时患者便秘较前缓解，2 日 1 次，但仍遗留纳差等问题，又加白术，一则健脾助运，一则通便泻下，并嘱患者长期坚持服用本方，不适随诊。

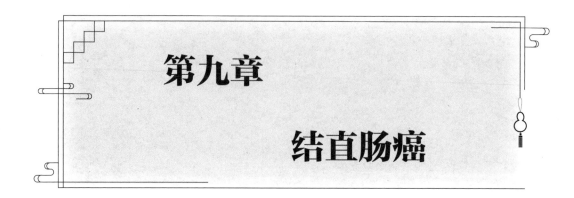

第一节 ※ 概 述

结直肠癌主要指的是起源于大肠上皮的癌症，在 40 岁以上中老年群体有着较高的发病率，由于我国饮食结构的改变，结直肠癌的发病率明显增多，且呈年轻化趋势。2021 年世界卫生组织国际癌症研究机构发布《2020 全球癌症报告》，2020 年全球新发癌症病例为 1 929 万例，其中结直肠癌新发病例为 193 万例，位于全球第 3 位；2020 年全球死亡癌症病例为 996 万例，结直肠癌死亡病例 93.5 万例，位于全球第 2 位。其中，中国结直肠癌新发病例为 55.5 万例，占比 12.2%，发病率位于第 2 位；结直肠癌死亡病例为 28.6 万例，占比 9.5%，死亡率位居全国癌症病死率第 5 位，分别居于男性和女性肿瘤相关死因的第 5 位和第 2 位。

目前已知的关于本病的危险因素包括结直肠癌家族史，炎症性肠病，摄入红肉及加工肉类、糖尿病、肥胖、吸烟、饮酒等，本病的保护因素为：摄入膳食纤维、全谷物、乳制品、合理的体育锻炼等。

结直肠癌的发生发展大多遵循"腺瘤—癌"序列，从癌前病变进展到癌一般需要 5~10 年，为疾病的早期诊断和临床干预提供了重要时间窗口。此外，结直肠癌的预后与诊断分期紧密相关。Ⅰ期结直肠癌的 5 年相对生存率为 90%，而发生远处转移的Ⅳ期结直肠癌 5 年相对生存率仅为 14%。大量的研究和实践已经表明结直肠癌筛查和早诊早治可以有效降低结直肠癌的死亡率。我国的结直肠癌筛查起步于 20 世纪 70 年代结直肠癌高发现地（如浙江省嘉善县和海宁市）的防治工作。近年来，随着我国结直肠癌负担不断增加，国家和地方开始逐步推进公共卫生服务项目，在更多的地区逐步开展了人群结直肠癌筛查项目，此外，国家癌症中心还成立了中国结直肠癌筛查与早诊早治指南制定专家组，联合肿瘤学、消化内科学、内科学、外科学、病理学、临床检验学、流行病学、循证学、卫生经济学和卫生管理学等多学科专家，基于世界卫生组织推荐的指南制定原则和方法，制定了《中国结直肠癌筛查与早诊早治指南（2020，北京）》，以期为我国结直肠癌筛查与早诊早治的规范开展提供参考，提升我国结直肠癌防控效果。

中医古籍文献中，并无"结直肠癌"的病名，根据其临床表现、症状将其归属于"积聚""肠癖""肠覃""脏毒""锁肛痔""肠风""下痢"等疾病中。《灵枢·五变》载"黄帝曰：人之善病肠中积聚者，何以候之？少俞答曰：皮肤薄而不泽，肉不坚而淖泽。如此，则肠胃恶，恶则邪气留止，积聚乃伤脾胃之间，寒温不次，邪气稍至。蓄积留止，大聚乃起"。《灵枢·水胀》载"肠覃何如？岐伯曰：寒气客于肠外，与卫气相搏，气不得荣，因有所系，癖而内着，恶气乃起，瘜肉乃生"。《外科大成》又有"锁肛痔，肛门内外如竹节锁紧，形如海蜇，里急后重，粪便细而带扁，时流臭水"。《外科正宗》指出："蕴毒结于脏腑，火热流注肛门，结而为肿，其患痛连小腹，肛门坠重，二便乖违，或泻或秘，肛门内蚀，串烂经络，污水流通大孔，无奈饮食不餐，作渴之甚，凡犯此未得见者有生。"宋代窦汉卿在《疮疡经验全书》中说："多由饮食不节，醉饱无时，恣食肥腻……任情醉饱耽色，不避严寒酷暑，或久坐湿地，恣己耽着，久忍大便，遂致阴阳不和，关格壅塞，风热下冲，乃生五痔。"《医宗金鉴》论述脏毒时说："此证有内外阴阳之别。发于外者，由醇酒厚味，勤劳辛苦，蕴注于肛门，两旁肿突，形如桃李，大便秘结，小水短赤，甚者肛门重坠紧闭，下气不通，刺痛如锥……发于内者，兼阴虚湿热下注肛门，内结蕴肿，刺痛如锥……"

历代典籍对大肠癌病因病机、治疗思路的记载也非常详细。秦汉时期医家多从瘀论治，特别是华佗治疗膈噎、肠癖的"华佗曼应圆神方"，不仅为结直肠癌从瘀论治奠定了基础，还开创了外科治疗结直肠癌的先河；隋唐时期则从痰瘀论治，并擅用虫类药物；到了宋金元时期，对肠道肿瘤的治疗逐渐从祛邪为主向扶正祛邪兼顾转变；明清时期的医家更加注重扶正固本以祛邪，并逐渐认识到外治法的重要性。

综上所述，引发本病的外因有饮食不节，恣食肥腻，醇酒厚味，或误食不洁之品等至中肠胃；内因是忧思抑郁，肝脾失和。内外因素相合，使肝、脾、胃、肠脏腑功能失调，气滞不畅，运化失司，湿热内生，流注蕴结于大肠，瘀毒下注于肠道，日久不解，发为肿瘤。病位在肠，与脾、胃、肝、肾关系密切，病性属本虚标实。治当固护脾胃，清热利湿，化瘀祛邪，扶正补虚。

第二节 ※ 256 例结直肠癌基本情况分析

笔者从"肿瘤临床诊疗与患者管理一体化平台"系统中整理出自 2018 年 1 月至 2021 年 12 月于河南中医药大学第一附属医院门诊及河南中医药大学第三附属医院门诊就诊的结直肠癌患者共 256 例，其中，男性患者 121 例，女性患者 135 例，累计就诊频次为 905 次。就诊患者年龄最小的 16 岁，最大的 89 岁，年龄分布呈现正态分布，年龄在 51~60 岁年龄段的患者人数最多，为 79 例，占比 30.86%；61~70 岁，为 70 例，占比 27.34%；41~50 岁，为 47 例，占比 18.36%；71~80 岁，为 41 例，占比 16.02%。256 例患者中因手术、放疗、化疗后或化疗中的副作用难以忍受，前来就诊的患者最多，有 142 例，占比 55.47%；其次为术后、放疗、化疗后数月数年以后，仍有诸多不适症状，或为预防复发服用中药的患者，有 54 例，占比 21.09%；手术放疗、化疗后复发转移，选择中药治疗的患者有 43 例，占比 16.80%；确诊时已广泛转移，或因年迈体质不佳仅化疗配合中药治疗，或仅使用中药扶正祛邪保守治疗的患者有 17 例，占比 6.64%。

按照病理类型，256 例直结肠癌就诊患者，均为腺癌。

第三节 ※ 常用处方分析

经笔者统计整理后，结直肠癌患者在门诊治疗中共计使用 175 个处方，累计使用频次为 1 131 次。使用频率高的前 10 位方剂排序见表 9。

表9 使用频率高的前10位方剂

排序	方剂	频数	频率（%）
1	人参健脾丸	179	19.77
2	薯蓣丸	56	6.18
3	柴胡桂枝干姜汤	56	6.18
4	当归芍药散	30	3.31
5	理冲汤	26	2.87
6	八珍汤	25	2.76
7	枳实消痞汤	24	2.65
8	十全大补汤	24	2.65
9	补中益气汤	21	2.32
10	复方仙鹤草汤	20	2.21

一、人参健脾丸

⊕ **方剂出处**　《医方集解》

⊕ **原文记载**

《医方集解》：治脾虚气弱、饮食不消。本方去山楂、麦芽，加茯苓、炙甘草，名益气健脾丸，治脾虚食少。本方去山楂、麦芽、陈皮，加当归、芍药、麦冬、柏子仁，名养荣健脾丸，治脾阴不足、饮食不为肌肤。本方去人参、枳实、麦芽，加香附、木香、半夏、茯苓、神曲、黄连、当归、芍药、荷叶烧饭丸，名理气健脾丸，治脾胃虚弱、久泻久痢。本方去人参、山楂、麦芽，加神曲、川芎、香附、曲糊丸，名舒郁健脾丸，治脾气郁滞、饮食不消。

方剂组成

人参15g（或党参30g），白术15g，茯苓30g，炙甘草9g，陈皮12g，肉豆蔻12g，广木香6g，黄连3g，砂仁12g，山药30g，炒山楂15g，炒神曲15g，炒麦芽15g。

⊕ **适用证候**

结直肠癌属脾胃虚弱证。症见食欲低下、食少难消，脘腹痞闷，体倦少气，或化疗后恶心、呕吐、进食不下，舌淡苔白，脉虚弱。

⊕ **加减应用**

恶心、呕吐重者，加姜竹茹、姜半夏、生姜等和胃止呕；呃逆者，加丁香、沉香等降逆止呃；腹泻者，加乌梅、白芷等涩肠止泻。

二、薯蓣丸

⊕ **方剂出处** 《金匮要略》

⊕ **原文记载**

《金匮要略·血痹虚劳病脉证并治第六》："虚劳诸不足，风气百疾，薯蓣丸主之。"

《金匮要略·脏腑经络先后病脉证第一》："夫人禀五常，因风气而生长，风气虽能生万物，亦能害万物。如水能浮舟，亦能覆舟。若五脏元真通畅，人即安和，客气邪风，中人多死。"

《太平惠民和剂局方·卷五》："诸虚百损，五劳七伤，肢体沉重，骨节酸疼，心中烦悸，唇口干燥，面体少色，情思不乐，咳嗽喘乏，伤血动气，夜多异梦，盗汗失精，腰背强痛，脐腹弦急，嗜卧少气，喜惊多忘，饮食减少，肌肉瘦瘁。又治风虚，头目眩晕，心神不宁，及病后气不复常，渐成劳损。久服补诸不足，愈风气百疾。"

《旧唐书·张文仲传》："张文仲，洛州洛阳人也……文仲集当时名医，共撰疗风气诸方……风状百二十四，气状八十。"

方剂组成

怀山药 30g，太子参 15g，茯苓 15g，白术 12g，当归 20g，炒白芍 12g，熟地黄 15g，川芎 12g，桂枝 12g，防风 6g，柴胡 6g，干姜 10g，炒杏仁 12g，桔梗 10g，白蔹 12g，麦门冬 30g，炒神曲 15g，炙甘草 10g。

⊕ 适用证候

结直肠癌患者出现明显的虚劳症状，兼见外感风邪表证。症见体瘦，形疲面萎，咳嗽痰少，白黏痰，面色淡白，畏寒，多汗恶风，偶有低热，神倦乏力，自觉口中无味，纳差，大便稀溏等。

⊕ 加减应用

若患者出现口渴喜饮、舌红少苔者，加麦门冬、知母、百合、石斛等滋阴生津；正虚不明显者，加浮海石、浙贝母、石见穿等软坚消积；汗出较多者，加牡蛎、浮小麦收敛止汗；气虚及阳、下元有亏、恶风寒重者，加附子、细辛、菟丝子、肉桂等温摄下元。

三、柴胡桂枝干姜汤

⊕ 方剂出处　《伤寒论》

⊕ 原文记载

《伤寒论》："伤寒五六日，已发汗而复下之，胸胁满微结，小便不利，渴而不呕，但头汗出，往来寒热，心烦者，此为未解也。柴胡桂枝干姜汤主之。"

> **方剂组成**
>
> 柴胡 12g，桂枝 15g，干姜 9g，瓜蒌 15g，黄芩 6g，牡蛎
> 30g，炙甘草 9g。

⊕ **适用证候**

结直肠癌患者属肝脾不和，脾阳亏虚证。症见口苦等肝胆疏泄不利之证，以及便溏等太阴虚寒之象。

⊕ **加减应用**

便溏者，加炒山楂、乌梅、白芷、吴茱萸等涩肠止泻；口苦重者，加重黄芩用量；正虚不甚者，加大血藤、三棱、莪术、鸡内金等软坚散结。

四、当归芍药散

⊕ **方剂出处** 《金匮要略》

⊕ **原文记载**

《金匮要略·妇人妊娠病脉证并治第二十》："妇人怀妊，腹中疠痛，当归芍药散主之。"

《金匮要略·妇人杂病脉证并治第二十二》："妇人腹中诸疾痛，当归芍药散主之。"

《岳美中医案集》："此方之证，腹中挛急而痛，或上迫心下及胸，或小便有不利，痛时或不能俯仰。腹诊：脐旁拘挛疼痛，有的推右则移于左，推左则移于右，腹中如有物而非块，属血与水停滞。方中芎、归、芍药和血舒肝，益血之虚；苓、术、泽泻运脾胜湿，除水之气。方中多用芍药，芍药专主拘挛，取其缓解腹中急痛。合用之，既疏瘀滞之血，

又散郁蓄之水。服后小便或如血色，大便或有下水者，系药中病，是佳兆，应坚持多服之。"

《金匮要略论注》："痛者，绵绵而痛，不若寒疝之绞痛，血气之刺痛也。乃正气不足，使阴得乘阳，而水气胜土，脾郁不伸，郁而求伸，土气不调，则痛而绵绵矣。故以归、芍养血，苓、术扶脾，泽泻泻其有余之旧水，芎畅其欲遂之血气。不用黄芩，痛因虚则稍挟寒也。然不用热药，原非大寒，正气充则微寒自去耳。"

方剂组成

当归 30g，芍药 12g，茯苓 30g，白术 12g，泽泻 12g，川芎 10g。

⊕ 适用证候

结直肠癌患者属肝脾失调证。症见腹痛，口干口苦，食欲不佳，大便溏结不调等。

⊕ 加减应用

食欲差者，加炒山楂、炒麦芽、炒神曲、鸡内金以健胃和中；乏力明显者，加党参、太子参、山药等健脾益气；口干严重者，加麦门冬、石斛等滋阴生津。

五、理冲汤

⊕ 方剂出处　《医学衷中参西录》

⊕ 原文记载

《医学衷中参西录》："治妇女经闭不行或产后恶露不尽，结为癥瘕，以致阴虚作热，阳虚作冷，食少劳嗽，虚证沓来。服此汤十余剂后，虚证自退，三十剂后，瘀血可尽消。亦治室女月闭血枯。并治男子劳瘵，一切脏腑癥瘕、积聚、气郁、脾弱、满闷、痞胀，不能饮食。"

方剂组成

党参 30g（严重虚弱者可用 60~120g），黄芪 30g（严重虚弱者可用 60~120g），山药 30g，三棱 15g，莪术 15g，鸡内金 30g，知母 15g，天花粉 30g。

⊕ **适用证候**

结直肠癌患者属气虚有积证。症见乏力、体虚、纳少胃胀、腹痛连及腰背，并见瘀阻之象。

⊕ **加减应用**

瘀结较重者，加僵蚕、夏枯草、鳖甲等化瘀散结；腰痛者，加桑寄生、杜仲、川断等填精止痛；气虚明显者，加重党参、黄芪用量；腹胀者，加厚朴、木香行气理中。

六、八珍汤

⊕ **方剂出处** 《瑞竹堂经验方》

⊕ **原文记载**

《瑞竹堂经验方·卷四》："脐腹疼痛，全不思食，脏腑怯弱，泄泻，小腹坚痛，时作寒热。"

《医方考·卷三》："血气俱虚者，此方主之。人之身，气血而已。气者百骸之父，血者百骸之母，不可使其失养者也。是方也，人参、白术、茯苓、甘草，甘温之品也，所以补气！当归、川芎、芍药、地黄，质润之品也，所以补血。气旺则百骸资之以生，血旺则百骸资之以养。

形体既充，则百邪不入，故人乐有药饵焉。"

方剂组成

人参15g，白术15g，茯苓30g，当归30g，川芎12g，白芍12g，熟地黄30g，炙甘草9g。

⊕ 适用证候

结直肠癌患者属气血两虚证。症见消瘦明显，面色苍白，头晕目眩，四肢倦怠，气短懒言，纳食减少；或肿瘤手术后气血大伤，舌淡，苔薄白，脉细弱或虚大无力。

⊕ 加减应用

气虚明显者，加山药、党参、黄芪健脾益气；血虚明显者，加阿胶、鹿角胶补血养血，或加黄芪、肉桂取十全大补之义。

七、枳实消痞汤

⊕ 方剂出处　《兰室秘藏》

⊕ 原文记载

《兰室秘藏·卷上》："治右关脉弦，心下虚痞，恶食懒倦，开胃进饮食。"

《成方便读·卷三》："夫满而不痛者为痞，痞属无形之邪，自外而入，客于胸胃之间，未经有形之痰血饮食互结，仅与正气搏聚一处为患。故以黄连、干姜并用，一辛一苦，一散一降，则无论寒热之邪，皆可开泄，二味实为治痞之主药。然痞结于中，则气壅湿聚，必渐至痰食交阻，故以枳实破气、厚朴散湿、麦芽化食、半夏行痰，自无胶固难愈之势。但邪之所凑，其气必虚，故必以四君子坐镇中州，祛邪扶正，并驾齐驱。故此方无论虚实之痞，皆可治之。用蒸饼糊丸者，以谷气助脾胃之蒸化耳。"

方剂组成

枳实 15g，厚朴 30g，党参 30g，白术 30g，茯苓 15g，炙甘草 9g，干姜 6g，黄连 3g，炒麦芽 15g，炒神曲 15g。

⊕ **适用证候**

结直肠癌患者属脾虚气滞，寒热互结证。症见心下痞满，腹痛隐隐，不欲饮食，倦怠乏力，大便不畅，苔腻而微黄，脉弦。

⊕ **加减应用**

湿重者，加佩兰、藿香、紫苏叶化湿理中；气虚明显者，加黄芪、太子参益气补虚；气滞者，加柴胡、枳壳、木香理气行气；腹痛重者，加延胡索、乌药等行气止痛。

八、十全大补汤

⊕ **方剂出处** 《太平惠民和剂局方》

⊕ **原文记载**

《太平惠民和剂局方》："男子、妇人诸虚不足，五劳七伤，不进饮食，久病虚损，时发潮热，气攻骨脊，拘急疼痛，夜梦遗精，面色萎黄，脚膝无力，一切病后气不如旧，忧愁思虑伤动血气，喘嗽中满，脾肾气弱，五心烦闷，并皆治之。此药性温不热，平补有效，养气育神，醒脾止渴，顺正辟邪，温暖脾肾，其效不可具述。"

《成方便读》："八珍并补气血之功，固无论矣。而又加黄芪助正气以益卫，肉桂温血脉而和营，且各药得温养之力，则补性愈足，见效愈多。非唯阳虚可温，即阴虚者亦可温，以无阳则阴无以生，故一切有形之物，皆属于阴，莫不生于春夏而杀于秋冬也。凡遇人之真阴亏损，欲成痨瘵等证，总宜以甘温之品收效。或虚之甚者，即炮姜、肉桂，亦可加于大队补药之中，自有神效。若仅以苦寒柔静，一切滋润之药，久久服之，不特阴不能生，而阳和生气，日渐丧亡，不至阳气同归于尽不止耳。每记为人治阴虚内热一证，屡用甘寒润静之剂，而热仍不退，于原方中加入炮姜五分，其热顿退，神乎其神，因录之以助学者之参悟。"

方剂组成

当归 30g，川芎 12g，白芍 15g，熟地黄 30g，人参 15g，白术 12g，茯苓 30g，炙甘草 6g，黄芪 30g，肉桂 12g。

⊕ **适用证候**

结直肠癌患者属气血阴阳不足者，症见乏力，怕冷，面色苍白，声低语怯，纳呆，舌淡白，苔少，脉微等。

⊕ **加减应用**

阳虚明显者，加制附子、桂枝、阳起石温补命门之火；血虚明显者，加阿胶、鹿角胶益精填髓；气虚者，加太子参、党参健脾益气。

九、补中益气汤

⊕ **方剂出处**　《脾胃论》

⊕ **原文记载**

《脾胃论》："当归身（三分，酒焙干，或日干，以和血脉），橘皮（不去白，二分或三分，以导气，又能益元气，得诸甘药乃可，若独用泻脾胃），升麻（二分或三分，引胃气上腾而复其本位，便是行春升之令），柴胡（二分或三分，引清气，行少阳之气上升），白术（三分，降胃中热，利腰脐间血），上件药㕮咀。都作一服，水二盏，煎至一盏，量气弱气盛，临病斟酌水盏大小，去渣，食远，稍热服。如伤之重者，不过二服而愈；若病日久者，以权立加减法治之。"

《医方集解》："此足太阴、阳明药也。肺者气之本，黄芪补肺固表为君；脾者肺之本，人参、甘草补脾益气和中，泻火为臣；白术燥湿强脾，当归和血养阴为佐；升麻以升阳明清气，柴胡以升少阳清气，阳升则万物生，清升则浊阴降，加陈皮者，以通利其气；生姜辛温，大枣甘温，用以和营卫，开腠理，致津液，诸虚不足，先建其中。"

《医门法律》："东垣所论饮食劳倦，内伤元气，则胃脘之阳不能升举，并心肺之气，陷入于中焦，而用补中益气治之。方中佐以柴胡、升麻二味，一从左旋，一从右旋，旋转于胃之左右，升举其上焦所陷之气，非自腹中而升举之也。其清气下入腹中，久为飧泄，并可多用升、柴，从腹中而升举之矣。若阳气未必陷下，反升举其阴气，干犯阳位，为变岂小哉。更有阴气素惯上干清阳，而胸中之肉隆耸为膜，胸间之气漫散为胀者，而误施此法，天翻地覆，九道皆塞，有濒于死而坐困耳。"

《周慎斋遗书》："补中者，补中气也。参、术、草所以补脾，五行相制则生化，广皮以疏肝气，归身以养肝血，清气升则阴阳皆长，故用柴胡、升麻以升提清气，清气既升则阳生，阳生而阴自长矣。"

方剂组成

黄芪 30g（虚弱者为 60~120g），白术 12g，陈皮 15g，升麻 12g，柴胡 9g，人参 15g，甘草 6g，当归 30g。

⊙ **适用证候**

结直肠癌患者属气虚下陷证。症见发热，纳差，体倦肢软，少气懒言，面色萎黄，大便稀溏，重者脱肛，舌淡，脉虚。

⊙ **加减应用**

便溏者，加乌梅、白芷、五味子涩肠止泻；乏力重者，加太子参、党参等增加补气之力。

十、复方仙鹤草汤

⊙ **方剂出处**　近年推出的国准字中成药

方剂组成

蝉蜕 12g，黄连 3g，木香 6g，仙鹤草 15g，桔梗 12g，石菖蒲 30g。

⊙ **适用证候**

结直肠癌患者属用于脾虚湿热证。症见泄泻急迫，泻而不爽，或大便溏，食少倦怠，腹胀腹痛。

⊙ **加减应用**

乏力明显者，加山药、党参、白术健脾益气；热重者，加白芍、白头翁清热止痢；湿象重者，加藿香、木香等理气除湿。

第四节 ※ 临床诊治心悟

本病确诊后，大多患者选择手术切除。术后根据患者的分期情况选择化疗、放疗，同步放疗、化疗、靶向治疗、免疫治疗等。这些治疗手段对结肠、直肠癌的疗效是肯定的。但手术切除后，大部分患者均会出现排便规律的异常，排便次数的增加，这些在某些程度上严重影响患者的生活质量。放疗、化疗、靶向治疗的副反应使患者胃肠功能紊乱加剧，很多患者身体素质断崖式下降，更有甚者因耐受不了副反应而中断西医治疗，这将直接影响患者的生存质量和预期寿命。此时结合中医中药的调理，对增强患者的体质，恢复胃肠功能，减轻手术后及放疗、化疗后的副作用，提高生活质量均有良好的效果。

一、固护脾胃为治疗核心

近代研究，结直肠癌的证候可分为气血亏虚、脾虚湿阻、湿热蕴结、瘀血内停等，其发病本质以脾胃虚弱为主。《脾胃论》中指出"善治病者，唯在调和脾胃"，如若伤及脾胃之气，后天乏本，则诸病从生。大肠传导糟粕之功与脾、胃诸脏腑协调一致密切相连，脾之运化、胃之通降都与之有关，脾胃乃后天之本，气血化生之源，若食饮不节，或情志内伤致使脾胃受损虚弱、运化失职，则痰浊内生，积久而不去，久久停留，结在肠内，郁结化热成瘀，与正气交争而发为癌肿。

脾虚失运、水谷不化则纳差，气血亏虚四肢肌肉失养故乏力；脾虚不能统血摄血故见便血；脾主升清，脾虚则清阳之气下陷，分利无权而水湿并入大肠，故腹泻。大肠癌患者在接受手术或者放疗、化疗等治疗后，在祛邪的同时必定损伤人体正气，故治疗上应重补脾胃之气以培本固元。笔者治疗结直肠癌时，极为注意顾护患者后天之本，常用方剂为人参健脾丸，此方健脾益气，使脾旺则不受邪，且血统于脾，脾健才能摄血，便血之证可愈，如此可缓解结直肠癌患者腹胀、纳差等脾虚失运之证；同时又要讲究消补兼施，气血兼顾。临证选用药物，多以入脾、胃经为主，引药直达病所，使后天之本足，脾气充实则可化湿、益气、养血，免疫力自然提高，正气胜则邪却，方可达到抗肿瘤的功效。

二、清热利湿为治疗常法

近现代研究表明，在大肠癌的中医证候类型中湿热蕴结最是常见，笔者在接诊时四诊合参，大肠癌湿热蕴结者最为多见。湿热之邪下注大肠，与气血相搏结，湿热瘀毒结于肠间形成积块，湿热灼伤肠络见下血，热久郁结、瘀阻肠道，气机不利见腹胀、腹痛、里急后重等症。湿性黏滞，久而化热，极难速去。笔者治疗此类型结直肠癌常用方为芍药汤。本方既有性味苦寒、归大肠经之黄芩、黄连以清热燥湿解毒，除湿热之病因；又有芍药配当归，养血活血，"血行则便脓自愈"；同时寒热并用，辛开苦降，调畅肠道气机，"调气则后重自除"。诸药合用，清热消滞，调气和血。临证之中还会适当选用一些利水渗湿药、化湿药和清热药，如茯苓、薏苡仁、砂仁等，消散肠中瘀结之湿热邪气，且现代药理研究表明，薏苡仁酯可抑制结肠癌 SW480 细胞的增殖，诱导其凋亡。

三、通腑降浊是治疗关键

治疗结直肠癌，通因通用尤为重要，通法一可除肠中之瘀滞，二可调畅肠道气机；《灵兰要览》云"治积之法，理气为先"。六腑以通调为用，大肠为六腑之一，泻而不藏，若脾虚失运，气机升降失调，大肠传导功能受阻，则水湿内停为痰，血运不畅为瘀，久瘀化热为毒，痰瘀毒结于肠道以致肠癌。肠胀气是中晚期大肠癌的常见症状，笔者临证治疗此类型患者常选用枳实消痞汤，方中有健脾益气的四君子汤，加破气除满之枳实、厚朴，益气与理气相合，可调畅中焦气机，行气通腑，促进大肠传导功能的恢复。但气机调畅又涉及脾、胃、肺、肝等诸多脏器：脾主升清，胃主通降，为气机上下升降之枢纽，与大肠传导之功密切相关；肺与大肠相表里，肺气失宣则大肠腑气不通，选入肺经之药调节肺之宣发肃降，以通调大肠气机；选入肝经之药，肝气升发配合肺气肃降，升降相合，以调畅全身气机。此外，不可纯补虚，遣方用药时多于补虚药中配伍木香、陈皮等理气药，一则理气药辛温芳香，辛能行，温可通，芳香易走窜，气为血之帅，气行则血行，腑气畅通，瘀血得去，气机条达，则肠间有形实邪自去；二则寓通于补，气机得畅，既升且运。

四、化瘀排毒不可或缺

笔者认为结直肠癌在每个发展阶段中都离不开化瘀药的应用，肿瘤多属内虚邪实，肿物、癥瘕皆属于瘀的范畴。临证之时选用性温的活血化瘀药，温可通经活血、化瘀散结，如三棱、莪术等，辛散苦泄，性峻善削，破积聚诸气，二者行气破血双施，擅于逐瘀消瘤。且现代药理研究表明，莪术中的姜黄素可抑制多种癌细胞生长，莪术油可诱发人体对肿瘤细胞的免疫排斥反应，且有明显抑制肿瘤血管生成的作用。根据多年临床观察，组方时在扶正补虚的基础上佐以几味化瘀药，既能活血散结控制癌毒的发展，减轻血瘀所致如肿块、便血、疼痛等症状，亦可在术后用以防治癌毒的复发，可使补而不滞。此外，笔者多选用味甘、性温之药，其次为辛、苦之药，甘温以补中，辛开苦降以调畅整体与局部肠道之气机，顺应六腑以通为用之性，并据患者体质及症状辅清热祛湿、活血化瘀之药，以达扶正祛邪之效。

五、中西结合疗效最佳

肿瘤均属本虚标实之病，结直肠癌以脾胃虚弱为主，兼夹湿、热、毒、瘀等邪为标，致脏腑功能紊乱，阴阳失衡而发病。临证之时，运用中医同病异治的辨证思想，人参健脾丸健脾益气用于脾气亏虚证消瘦、神疲者；薯蓣丸益气和营用于脾肺两虚证乏力、气虚者；枳实消痞汤健脾消痞用于脾虚气滞证心下痞、肠鸣者；参苓白术散健脾渗湿用于脾虚湿盛证纳呆、便溏者；芍药汤调和气血用于湿热蕴结证大便溏结不调、里急后重者，均有满意的疗效。此外，笔者很重视采用中西医结合的方式来防治结直肠癌，中西医治疗结直肠癌各有专长，中医可以减轻患者症状、提高患者生活质量，使部分患者带瘤生存，并可有效减轻西医治疗手段的不良反应，但中医也有自己的不足之处：短期内对癌灶的消除不理想，对无症状的早期患者容易漏诊或者误诊，多年临床经验使笔者深刻体会到将中医与西医的优势相结合，才是当今肿瘤治疗的唯一道路。在临证选方用药，笔者常依据患者所用的西医治疗方式将其分为术后、化疗前后、放疗后等不同阶段，依据所在阶段的不同而采取有所侧重的治疗。如患者术后、化疗后以正气大虚为主，此时治疗偏重扶正补虚；若患者在放疗、化疗中，此时各种不良反应较多，如口干、乏力、胃肠道反应及皮肤反应等，此时以减轻不良反应为主，减少方中祛邪药的应用，以西医祛邪为主，加上中药减轻不良反应；若放疗、化疗后，气血亏虚，癌毒尚弱，此时则重在扶正、处理相应并发症及在辨证治疗的基础上配伍一些祛邪类的中药如红藤、三棱、莪术、白花蛇舌草等，以防止癌毒复发。

诊治结直肠癌医案

刘某某，女，生于 1959 年 1 月，河南省郑州市人。2017 年 11 月 14 日受凉后出现发热、腹泻的症状。患者是一名医生，考虑是肠道感染导致的腹泻，就口服了一些抗感染药，但效果不好，接着又出现大便带血症状。看到大便带血，患者心里非常紧张，赶快去河南省某人民医院做肠镜检查。发现肠道中多发息肉，随即进行内镜下多发息肉黏膜根除治疗术。术中取部分组织做了病理活检，病理结果是结肠腺癌，而且涉及横结肠、降结肠、乙状结肠。病理结果出来后，对患者是个极大的打击，该患者治病救人几十年，没想到自己也成了患者。但多年的专业素养让患者很快认清了现实，抓紧正规治疗是关键。

同年 11 月 27 日，患者在河南省某肿瘤医院选择了手术治疗，术后病理再次诊断为结肠腺癌。为了有效控制病情，术后行奥沙利铂联合卡培他滨方案化疗。以前只看到其他患者化疗时的痛苦，现在轮到她自己化疗时，才切身体会到化疗对人体的伤害是多么大。患者本来就有胃痛的病史，开始化疗后，胃痛比以前更严重；以前只是偶尔失眠，现在是彻夜难眠；但最痛苦的是大便次数多，一日 6~8 次，口服易蒙停也控制不住；全身乏力，稍一活动就全身出虚汗。

化疗 3 个周期后，患者的身体越来越虚弱，精神也快垮了。在实在坚持不下去的时候，听到病友说运用中医药治疗肿瘤效果不错，便前来就诊了。

2018 年 2 月 13 日初诊：主要症状是特别乏力，稍一活动就气喘吁吁，全身出虚汗。胃部不舒服，有时疼痛，食欲和睡眠都很差，大便不正常，每日 6~8 次，小便正常；舌质淡白，苔腻黄，脉滑。

西医诊断：	结肠腺癌手术、化疗后。
中医辨证：	脾胃虚弱，湿热下注。
治法：	益气养血，健脾燥湿。
方名：	补中益气汤合复方仙鹤草汤。
处方：	黄芪 15g，太子参 30g，炒白术 30g，柴胡 6g，升麻 12g，陈皮 12g，当归 30g，炙甘草 6g，仙鹤草 30g，黄连 3g，木香 6g，石菖蒲 30g，蝉蜕 12g，桔梗 12g，炒薏苡仁 30g，焦山楂、炒麦芽、焦神曲各 15g。
煎服法：	15 剂，水煎服，每日 1 剂。每剂头煎、二煎共取药汁 400mL，混合后分 2 次服，即上午 10 时，下午 4 时服药，每次 200mL。

2018 年 3 月 6 日二诊：服上方后，乏力有改善，出虚汗明显好转。右胁隐痛，仍睡眠较差，需口服安眠药，大便次数减少至每日 3~4 次，小便正常；舌质淡，苔稍腻，脉滑。上方黄芪增至 30g，加延胡索 15g，川楝子 12g。30 剂，煎服法同前。

2018 年 4 月 10 日三诊：全身乏力症状明显减轻，每天出去散步活动，出汗明显减少。精神、饮食均恢复正常，大便每日 3 次左右，睡眠还是较差；舌质淡红，苔薄白，脉沉。

二诊方加炒山楂 30g，乌梅 15g，炒酸枣仁 30g，夜交藤 15g。30 剂，煎服法同前。

2018 年 5 月 8 日四诊：患者精神、饮食、睡眠基本恢复正常，每日大便次数 2~3 次。最近出现膝盖疼痛，双脚麻木，影响正常行走；舌质淡红，苔薄白，脉沉。

调整方药为：独活寄生汤加减。

处方：独活 12g，桑寄生 30g，秦艽 12g，防风 6g，细辛 3g，川芎 12g，当归 30g，熟地黄 30g，白芍 12g，桂枝 12g，茯苓 30g，木瓜 12g，莪术 15g，郁金 12g，鸡内金 15g，乌梅 15g，炒山楂 15g，煅龙骨 15g，煅牡蛎 15g。30 剂。煎服法同前。

2018 年 6 月 5 日五诊：服上方后，膝盖疼痛明显减轻，脚麻木比之前有好转。偶有头痛，小便正常。饮食不规律或食水果后大便次数增多；舌质淡红，苔稍腻，脉沉。

调整处方为：党参 30g，炒白术 15g，茯苓 15g，炙甘草 6g，陈皮 9g，焦山楂、炒麦芽、焦神曲各 15g，广木香 3g，黄连 3g，白豆蔻 12g，怀山药 30g，砂仁 12g，乌梅 12g，薏苡仁 30g，鸡血藤 30g。30 剂，煎服法同前。

按语

该患者是位医生，出现腹泻及大便带血症状后，及时检查，确诊结肠癌后，马上进行手术切除和化疗。在治疗过程中因体质异常虚弱，胃肠功能紊乱等寻求中医药治疗。

初次就诊主要症状是严重乏力，虚汗，胃部不舒服，胃肠功能紊乱，食欲和睡眠都很差。结合患者的病史及前期治疗情况，中医辨证属于脾胃虚弱，湿热下注，治疗宜益气养血，健脾燥湿。

选用补中益气汤合复方仙鹤草汤。补中益气汤中黄芪补中益气，升阳固表；人参、白术、炙甘草益气健脾，燥湿和中；当归养血和营，补血活血；升麻、柴胡升阳举陷；陈皮理气和胃，使补而不滞。

复方仙鹤草汤是近年来研究开发的中成药，具有健脾止泻、清热燥湿的功效，对脾虚兼湿热内蕴所致的大便泄泻有较好的治疗作用。方中主要有仙鹤草、黄连、木香、石菖蒲、蝉蜕、桔梗。在上两方的基础上加薏苡仁以渗湿健脾；焦山楂、炒麦芽、焦神曲和胃消食。患者服后，气血得补，乏力、出汗等体虚症状逐渐恢复；胃肠得调，食欲增加，胃部不舒服症状缓解；湿热得清，每日大便次数减少。

以后根据患者的情况随症加减，如出现睡眠不好时，加炒酸枣仁、夜交藤；因饮食不规律，大便次数多时加乌梅，加重炒山楂用量；出现膝盖疼痛，双下肢麻木时选用独活寄生汤等。患者经过以上方药调理，精神、饮食、睡眠基本恢复正常，大便逐渐规律后，选用健脾丸以健脾和胃，理气消积，寒热平调以巩固疗效。

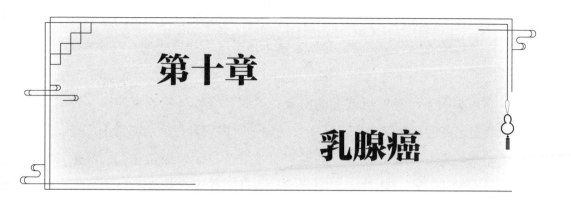

第一节 ※ 概 述

乳腺癌是来源于乳腺腺体上皮组织中的恶性肿瘤，早期常表现为乳房肿块、乳头溢液、腋窝淋巴结肿大等症状，晚期可因癌细胞发生远处转移，出现多器官病变，直接威胁患者的生命，是临床常见的恶性肿瘤，发病率极高。2021 年世界卫生组织国际癌症研究机构发布《2020 全球癌症报告》，2020 年全球新发癌症病例为 1 929 万例，癌症死亡病例为 996 万例，乳腺癌发病病例为 226.1 万例，位于全球第 1 位，死亡病例为 68.5 万例，位于全球第 5 位。其中我国乳腺癌新发病例为 41.6 万例，位列我国恶性肿瘤发病率的第 4 位；死亡病例约 11.7 万例，居于我国肿瘤相关死因的第 7 位。我国乳腺癌发病率和死亡率均低于世界水平，但在癌症顺位上不断上升。

中国女性诊断乳腺癌的年龄为 45~55 岁，比西方女性要年轻。乳腺癌的发生与发展是机体内、外多种因素共同作用的结果，与不良生活习惯，环境因素及社会心理因素密不可分。有研究表明，有 5%~10% 的乳腺癌可归因于遗传性基因突变和家族史等因素，有 20%~30% 的乳腺癌可归因于潜在的可改变的因素。一些病史如乳腺癌家族史、肿瘤家族史、良性乳腺疾病史，一些疾病如子宫内膜异位症、卵巢上皮癌、输卵管癌等，以及高内源性雌激素水平、流产、口服避孕药、吸烟、被动吸烟、饮酒、超重或肥胖等都可能为乳腺癌发病的危险因素。月经规律、进行哺乳、参加体育锻炼可能为防止乳腺癌发病的保护因素。其中，吸烟、饮酒、超重或肥胖、缺乏体育锻炼和生殖因素（未及生育子女年龄过晚、未实施母乳喂养、使用口服避孕药）为女性乳腺癌的可控因素，采取相关的干预措施，可减少潜在可改变因素对乳腺癌发病的影响，进行哺乳、参加体育锻炼可降低乳腺癌的患病风险，应进行广泛提倡和宣传。

据统计，2009~2015 年美国 I 期乳腺癌患者 5 年生存率为 98%，II 期为 92%，III 期为 75%，而 2010~2014 年中国女性乳腺癌的总体 5 年生存率仅为 83.2%。鉴于我国国情，除实施对病因和危险因素的一级预防手段外，还应积极进行二级预防（筛查），以此来有效提高早诊率和生存率。中国抗癌协会在 2019 年发布了《乳腺癌筛查指南》和《乳腺癌诊治指南与规范》（2019 年版），之后随着我国国情的变化，基于最新的研究证据，结合我国乳腺癌筛查实际情况，又制定了《中国女性乳腺癌筛查与早诊早治指南（2021）》，旨在规范女性乳腺癌筛查与早诊早治实践，提升中国女性乳腺癌防控效果。

目前，基于手术、化疗、放疗、内分泌、中医药和分子靶向的综合治疗已成为乳腺癌治疗的标准模式。中医药是中国古代科学的瑰宝，许多研究表明中医药在治疗乳腺癌方面发挥着重要作用，能通过提高综合治疗的效果来改善患者的生活质量，最终延长患者的生存期。

乳腺癌属于中医"乳岩""乳核""乳癌""石痈"等范畴，中医对其认识由来已久，对乳腺癌的首次记载见于东晋葛洪所著的《肘后备急方》曰："痈结肿坚硬如石，或大如核，色不变，或作石痈不消。……若发肿至坚而有根者，名曰石痈。"隋代巢元方在《诸病源候论》提到"乳石痈"曰："石痈者……其肿结确实至牢，有根，核皮相亲，不甚热，微痛……硬如石。"并阐述了乳腺癌的发病机制："足阳明之脉……其经虚……则血涩结成痈肿。"林佩琴在《类治证裁》中对乳腺癌这样描述道："乳岩结核色白，属阴，类由凝痰。"《妇人大全良方》对乳腺癌的发病过程记载道："若初起，内结小核……不赤不痛。积之岁月渐大……崩破如熟石榴，或内溃深洞……"《仁斋直指方》中有云："癌者，上高下深，岩穴之状……毒根深藏，穿孔透里，男则多发于腹，妇则多发于乳。"阐明了女性癌邪多发于乳。

对本病病因病机的记载，宋代陈自明在《妇人大全良方》中指出本病是"肝脾郁怒，气血亏虚"；宋代窦汉卿著《疮疡经验全书》记载"乳岩乃阴极阳衰，血无阳安能散，致血渗于心经，即生此疾"；元代朱丹溪在《格致余论》记载本病是"因忧怒抑郁，昕夕积累，脾气消阻，肝气横逆……"；明代陈实功著《外科正宗》记载："经络痞涩，聚结成核……"。对本病预后古籍记载，《疮疡经验全书》曰："若未破可疗，已破难治……早治得生，迟则内溃肉烂，见五脏而死。"《格致余论》："以其疮形嵌凹似岩穴也，不可治矣。"《外科正宗》："其时五脏俱衰，四大不救……凡犯此者，百人百必死。"历代医家在研究本病的过程中，创制了大量的内服、外用的方药。如内服的漏芦散、神效瓜蒌散、清肝解郁汤、西黄丸、阳和汤等；外用的有红升丹、白降丹等，上述药物目前仍在临床上应用，确实具有很好的疗效。

第二节 ※ 546 例乳腺癌基本情况分析

笔者从"肿瘤临床诊疗与患者管理一体化平台"系统中整理出自2018 年 1 月至 2021 年 12 月于河南中医药大学第一附属医院及河南中医药大学第三附属医院门诊就诊的乳腺癌患者共 546 例，累计就诊频次为 2 002 次。11 例患者性别信息丢失，剩余 535 例患者中，女性患者 527 例，占比 98.50%；男性患者 8 例，占比 1.50%。女性显著多于男性。24 例患者年龄数据丢失，剩余 522 例患者中，就诊年龄最小的18 岁，最大的 90 岁，年龄在 41~50 岁的人数最多，为 197 例，占比37.74%；51~60 岁的患者，为 168 例，占比 32.18%；31~40 岁的患者，为 75 例，占比 14.37%。546 例患者中因放疗、化疗后不良反应前来就诊者最多，有 272 例，占比 49.82%；因术后欲中药调理，维持巩固，预防复发者有 255 例，占比 46.70%；因乳腺癌手术后出现明显不适，欲寻中药治疗者有 18 例，占比 3.30%。

546 例患者中，281 例门诊登记时未记录详细病理类型，登记明确病理类型者有 265 例，其中浸润性癌（乳头状癌、黏液腺癌、浸润性导管癌、浸润性小叶癌）245 例，占比 92.45%；非浸润性癌（导管内癌、小叶原位癌）20 例，占比 7.55%。

第三节 ※ 常用处方分析

经笔者统计整理后，乳腺癌患者在门诊治疗中共计使用182 个处方，累计使用频次为 2 411 次。使用频率高的前 10 位方剂排序如表 10 所示。

表10 使用频率高的前10位方剂

排序	方剂	频数	频率（%）
1	当归芍药散	308	15.38
2	薯蓣丸	213	10.64
3	镇静安神颗粒	139	6.94
4	丹栀逍遥散	132	6.50
5	逍遥散	81	4.05
6	八珍汤	78	3.90
7	越鞠丸	57	2.85
8	五苓散	54	2.70
9	酸枣仁汤	52	2.60
10	软坚消积汤	52	2.60

一、当归芍药散

⊕ **方剂出处** 《金匮要略》

⊕ **原文记载**

《金匮要略·妇人妊娠病脉证并治第二十》："妇人怀妊，腹中疠痛，当归芍药散主之。"

《金匮要略·妇人杂病脉证并治第二十二》："妇人腹中诸疾痛，当归芍药散主之。"

《岳美中医案集》："此方之证，腹中挛急而痛，或上迫心下及胸，或小便有不利，痛时或不能俯仰。腹诊：脐旁拘挛疼痛，有的推右则移于左，推左则移于右，腹中如有物而非块，属血与水停滞。方中芎、归、芍药和血舒肝，益血之虚；苓、术、泽泻运脾胜湿，除水之气。方中多用芍药,芍药专主拘挛,取其缓解腹中急痛。合用之,既疏瘀滞之血,又散郁蓄之水。服后小便或如血色,大便或有下水者,系药中病,是佳兆,应坚持多服之。"

《金匮要略论注》:"痛者,绵绵而痛,不若寒疝之绞痛,血气之刺痛也。乃正气不足,使阴得乘阳,而水气胜土,脾郁不伸,郁而求伸,土气不调,则痛而绵绵矣。故以归、芍养血,苓、术扶脾,泽泻泻其有余之旧水,芎畅其欲遂之血气。不用黄芩,痛因虚则稍挟寒也。然不用热药,原非大寒,正气充则微寒自去耳。"

方剂组成

当归 30g,芍药 12g,茯苓 30g,白术 12g,泽泻 12g,川芎 12g。

⊕ 适用证候

乳腺癌患者属肝郁脾虚证。症见心情抑郁、闷闷不乐、胁肋不适,伴见食少倦怠、便溏、舌淡,或经期腹中拘急,绵绵作痛等。

⊕ 加减应用

胁肋不适者,加柴胡、枳壳疏肝理气;纳差者,加砂仁、白豆蔻行气开胃;湿热者,加薏苡仁渗湿祛热。

二、薯蓣丸

⊕ 方剂出处 《金匮要略》

⊕ 原文记载

《金匮要略·血痹虚劳病脉证并治第六》:"虚劳诸不足,风气百疾,薯蓣丸主之。"

《太平惠民和剂局方·卷五》："诸虚百损，五劳七伤，肢体沉重，骨节酸疼，心中烦悸，唇口干燥，面体少色，情思不乐，咳嗽喘乏，伤血动气，夜多异梦，盗汗失精，腰背强痛，脐腹弦急，嗜卧少气，喜惊多忘，饮食减少，肌肉瘦瘁。又治风虚，头目眩晕，心神不宁，及病后气不复常，渐成劳损。久服补诸不足，愈风气百疾。"

《旧唐书·张文仲传》："张文仲，洛州洛阳人也……文仲集当时名医，共撰疗风气诸方……风状百二十四，气状八十。"

方剂组成

山药 30g，太子参 15g，茯苓 15g，白术 12g，当归 20g，炒白芍 12g，熟地黄 15g，川芎 12g，桂枝 12g，防风 6g，柴胡 6g，干姜 10g，炒杏仁 12g，桔梗 10g，白薇 12g，麦门冬 30g，炒神曲 15g，炙甘草 10g。

⊕ **适用证候**

乳腺癌患者出现明显的虚劳症状，属气血两虚型证。症见体瘦，形疲面萎，咳嗽痰少，白黏痰，畏寒，多汗恶风，偶有低热，神倦乏力，自觉口中无味，纳差，大便稀溏等。

⊕ **加减应用**

汗出较多者，加牡蛎、浮小麦收敛止汗；恶风寒重者，加附子、细辛、菟丝子、肉桂等温摄下元；食欲减退者，加炒山楂、炒麦芽健脾开胃。

三、镇静安神颗粒

⊕ **方剂出处** 自拟方

方剂组成

牡蛎 30g，炒酸枣仁 30g，夜交藤 15g，珍珠母 30g，制远志 15g，灯心草 3g。

⊕ **适用证候**

乳腺癌患者伴睡眠障碍属心肝不调，神魂失舍型证。症见失眠心烦，焦虑难安，多梦或噩梦缠绕，神疲乏力，纳呆食少，舌淡红或淡暗，脉沉或沉弦。

⊕ **加减应用**

乏力者，加黄芪、党参益气健脾；心烦者，加淡豆豉、炒栀子清火除烦；汗多者，加浮小麦益气除热；梦多者，加龙骨、龙齿镇静安魂。

四、丹栀逍遥散

⊕ **方剂出处**　《血证论》

⊕ **原文记载**

《血证论·卷二》："上焦得通，津液得下，胃气因和，呕哕自止，血自安静而不上潮矣。然肝胆相连，胆病未有不及肝者，丹栀逍遥散可并治之。"

《推拿要诀》："容川又曰，谨按喻氏之论，其言血鼓之原，最为详确。唯所主之方，与气热则结，而血不流通之说，未能吻合。盖六君子与所加之药，于治痰膨为宜，且须寒饮方为切合。如论所谓，宜用清和理气之品。攻剂代抵当丸主之，和剂丹栀逍遥散，加姜黄香附治之。"

方剂组成

牡丹皮 6g，炒栀子 6g，当归 30g，白芍 12g，白术 15g，茯苓 30g，柴胡 9g，甘草 6g，薄荷 3g，生姜 6 片。

⊹ 适用证候

乳腺癌患者属肝郁化火证。症见情绪波动大，潮热盗汗，五心烦热，口干咽燥，月经不调，经色红、质黏稠，少腹胀痛，经行乳胀，舌尖红，苔薄黄腻，脉弦数。

⊹ 加减应用

乳房肿块明显者，可加夏枯草、浙贝母、连翘软坚散结；经行腹痛者，加桃仁、益母草等化瘀止痛；五心烦热者，加青蒿、地骨皮、知母滋阴除热；腰痛者，加菟丝子、独活、羌活、狗脊等补肾强骨。

五、逍遥散

⊹ 方剂出处　《太平惠民和剂局方》

⊹ 原文记载

《太平惠民和剂局方·卷九》："逍遥散，治血虚劳倦，五心烦热，肢体疼痛，头目昏重，心忪颊赤，口燥咽干，发热盗汗，减食嗜卧，及血热相抟，月水不调，脐腹胀痛，寒热如疟。又疗室女血弱阴虚，营卫不和，痰嗽潮热，肌体羸瘦，渐成骨蒸。"

《医宗金鉴·卷二十六》："故逍遥散治肝火之郁于本脏者也，木郁达之，顺其性也。"

《景岳全书》："若母郁怒伤肝脾而乳热者，用归脾汤、逍遥散。"

方剂组成

当归 30g，白芍 12g，白术 15g，茯苓 15g，柴胡 9g，甘草 3g，薄荷 3g，生姜 6 片。

✛ 适用证候

乳腺癌属肝郁血虚脾弱证。症见乳房胀痛或两胁作痛，心烦、急躁易怒、情绪低落、头痛目眩，口燥咽干，神疲食少，月经不调，舌质红，苔薄，脉弦而虚。

✛ 加减应用

咽干者，加南、北沙参益气养阴；心烦急躁者，加炒栀子、黄连清心除烦；疼痛者，加延胡索行气止痛；乳房胀痛者，加漏芦、路路通疏通乳络。

六、八珍汤

✛ 方剂出处　《瑞竹堂经验方》

✛ 原文记载

《瑞竹堂经验方·卷四》：脐腹疼痛，全不思食，脏腑怯弱，泄泻，小腹坚痛，时作寒热。

《医方考·卷三》："血气俱虚者，此方主之。人之身，气血而已。气者百骸之父，血者百骸之母，不可使其失养者也。是方也，人参、白术、茯苓、甘草，甘温之品也，所以补气！当归、川芎、芍药、地黄，质润之品也，所以补血。气旺则百骸资之以生，血旺则百骸资之以养。形体既充，则百邪不入，故人乐有药饵焉。"

方剂组成

人参 15g（或党参 30~60g），白术 15g，茯苓 30g，当归 30g，川芎 12g，白芍 12g，熟地黄 30g，炙甘草 9g。

✛ 适用证候

乳腺癌患者属气血两虚证。症见肿瘤手术后气血大伤，正气大虚，消瘦明显，面色苍白，头晕目眩，四肢倦怠，气短懒言，纳食减少；或化疗后骨髓抑制严重，乏力，血象较低。舌淡苔薄白，脉细弱或虚大无力。

✛ 加减应用

血虚明显者，加阿胶、鹿角胶补血养血，或加黄芪、肉桂取十全大补之义；恶心者，加生姜、姜竹茹降逆止呕。

七、越鞠丸

✛ 方剂出处　《丹溪心法》

✛ 原文记载

《丹溪心法·卷三·六郁》："戴云：郁者，结聚而不得发越也。当升者不得升，当降者不得降，当变化者不得变化也，此为传化失常，六郁之病见矣。气郁者，胸胁痛，脉沉涩；湿郁者，周身走痛，或关节痛，遇阴寒则发，脉沉细；痰郁者，动则喘，寸口脉沉滑；热郁者，瞀闷，小便赤，脉沉数；血郁者，四肢无力，能食，便红，脉沉；食郁者，嗳酸，腹饱不能食，人迎脉平和，气口脉紧盛者是也。……越鞠丸，解诸郁。又名芎术丸。"

《景岳全书》："越鞠丸，治六郁胸膈痞满，或吞酸呕吐，饮食不和，疥疮等证。"

> **方剂组成**
>
> 川芎 12g，苍术 15g，香附 15g，栀子 6g，炒神曲 15g。

⊕ 适用证候

乳腺癌患者属气血痰火痰食六郁证。症见胸膈痞闷，嗳腐吞酸，纳差，饮食不消，脘腹胀满，口干，大便干结，舌尖红，苔黄腻，脉弦。

⊕ 加减应用

气滞明显者，加柴胡、枳壳、陈皮理气行滞；口干者，加芦根、竹叶清热除烦生津；正虚不甚者，加浙贝母、郁金、夏枯草化痰散结；结块坚硬者，加僵蚕、全蝎增加化痰之力；耳鸣者，加蝉蜕。

八、五苓散

⊕ 方剂出处　《伤寒论》

⊕ 原文记载

《伤寒论·辨太阳病脉证并治第六》："太阳病，发汗后，大汗出，胃中干，烦躁不得眠，欲得饮水者，少少与饮之，令胃气和则愈。若脉浮，小便不利，微热，消渴者，以五苓散主之。胃中干而欲饮，此无水也，与水则愈，小便不利而欲饮，此蓄水也，利水则愈。同一渴而治法不同，盖由同一渴而渴之象不同，及渴之余症亦各不同也。"

《伤寒论·辨阳明病脉证并治第八》："太阳病，寸缓、关浮、尺弱，皆为虚象。其人发热汗出，复恶寒、不呕，但心下痞者，此以医下之也，误治。如其不下者，病患不恶寒而渴者，此转属阳明也。此属实邪。小便数者，大便必硬，不更衣十日，无所苦也。渴欲饮水者，少少与之，但以法救之，随症施治，不执一端。渴者与五苓散。如其渴不止，五苓散亦一法也。"

"霍乱头痛，发热，身疼痛，热多，欲饮水者，五苓散主之。此亦表里同治之法。"

方剂组成

茯苓 30g，泽泻 12g，猪苓 30g，桂枝 15g，白术 12g。

⊙ **适用证候**

乳腺癌患者术后淋巴水肿属阳气亏虚证。症见上肢水肿、肿势散漫、皮温较低，伴见小便不利、烦渴欲饮，甚则水入即吐；或脐下动悸，吐涎沫而头目眩晕；或短气而咳、泄泻；舌质淡，水滑苔，脉沉。

⊙ **加减应用**

本方药简力专，一般作为合方使用。

九、酸枣仁汤

⊙ **方剂出处**　《金匮要略》

⊙ **原文记载**

《金匮要略·血痹虚劳病脉证并治第六》："虚劳虚烦不得眠，酸枣汤主之。"

《温病条辨·卷三》："虚烦不眠，仲祖有酸枣仁汤以和其阴……"

《景岳全书》："酸枣仁汤，治病后气血俱虚，内亡津液，烦热，诸虚不眠者。"

方剂组成

酸枣仁 30g，川芎 12g，知母 12g，炙甘草 6g，茯苓 15g。

✥ 适用证候

乳腺癌患者失眠属肝血不足证。症见眠差，心烦，失眠，心悸不安，汗出，咽干口燥，情志抑郁，舌红，脉弦细。

✥ 加减应用

多梦者，加龙齿、龙骨潜魂摄纳；汗多者，加浮小麦、黄芪固表止汗；虚热者，加百合、知母养阴清热。

十、软坚消积汤

✥ 方剂出处　自拟方

方剂组成

海藻 30g，柴胡 12g，白芥子 12g，牡蛎 30g，泽兰 12g，夏枯草 30g，桃仁 12g，红花 12g，王不留行 6g，路路通 6g，蜈蚣 3g，丹参 12g，僵蚕 10g。

✥ 适用证候

乳腺癌属痰瘀互结证。症见乳中结块，质硬如石，推之不移，余症不明显，纳食可，二便正常；舌淡红有瘀斑，苔薄，脉沉弦。

✥ 加减应用

乳房胀痛者，加路路通、丝瓜络通络行乳；结块明显且正虚不甚者，加全蝎、水蛭等虫类药软坚散结。

第四节 ※ 临床诊治心悟

笔者临床接诊的乳腺癌患者大部分都是术后、放疗、化疗后产生一系列不良反应，通过中医中药治疗，患者痛苦得到缓解，生活质量得到了提高，生存时间有一定延长，现将笔者临床的心得体会与同道分享。

一、溯本求源注重乳腺癌"双病位"

乳房部位从经络分布来看，乳头属肝，乳房属胃，肝属木，胃属土，木易克土，所谓"见肝之病，知肝传脾，当先实脾"，说明二者在病理上关系密切。因此，乳腺癌的直接病位在乳房，显而易见，间接病位与肝、脾、胃关系最为密切，治疗之时要全面统筹各脏腑之间的关系。

《景岳全书》提出"乳岩属肝脾二脏郁怒，气血亏损"。而脾胃一虚，气血化生不足，四脏失荫，日久必然导致五脏俱虚。情志内伤容易引发脏腑功能失常，乳腺癌与抑郁忧思关系密切，忧郁、思虑等不良情绪，容易损伤肝脾，可导致肝失疏泄，而气机郁滞是乳腺癌形成的重要病因。肝主疏泄，调畅气血津液之运行输布，肝气郁滞，气血津液运行不利，又可导致痰浊、水饮、瘀血内生。古人有"血瘀而成癥"之说，瘤体属有形之物，推之不移，质地坚硬，属瘀血范畴。肿瘤患者体内普遍存在血液高凝状态，乳腺癌的患者会出现舌黯、瘀斑、舌下静脉迂曲的现象，"血瘀"是乳腺癌的基本病理。导致瘀滞的原因很多。肝气疏泄失常，脾胃升降不利，津液输布不利，日久都可导致血行郁滞而成瘀。

二、既病防变消除乳腺癌转移因素

首先，痰、湿、瘀是乳腺癌复发转移的重要病理因素。肝主疏泄，对全身气机的疏通至关重要，若肝失疏泄，则气机郁滞，津液停积而为痰。脾主运化，把水谷精微吸收、并传输到各脏腑。若脾失健运，不能正常运化水谷精微，则水湿内生，日久亦可以凝聚生痰。痰为有形阴邪，具有湿浊黏滞特性，一旦形成，可随气流窜全身；若流注于经络，则致经络气机阻滞，气血运行不畅，血液停积而成瘀。瘀血一旦形成，必然影响和加重气机郁滞，正所谓"血瘀必兼气滞"；若留滞于脏腑，则阻滞脏腑气机，使脏腑气机升降失常，最终，痰、湿、瘀相互胶着、相互转化，导致乳腺癌复发转移。笔者认为，痰、瘀不仅是病理产物，还是病理因素，痰、湿、瘀相聚，会促使乳腺癌复发或出现新的病证。所以肝失疏泄、脾失健运是乳腺癌术后复发转移的主要病机。治疗乳腺癌术后，预防转移，要以疏肝健脾为主，佐以祛湿化痰散结，主动消除危险因素，减少转移风险。

三、中西结合优势互补始终需贯穿

乳腺癌总体属于本虚标实之证，正气亏虚，脏腑功能失调是本病发生的内因，气滞、痰浊、水饮、瘀血等是本病发生的重要原因。病位涉及肝、脾、胃。对于本病的治疗，当以扶正祛邪、理气化痰为大法。同时注重怡情养性，心理疏导。笔者临床接诊的乳腺癌患者大部分在发病前都存在家庭矛盾、职场压力等，有情志抑郁的表现，在治疗后依然整日忧心忡忡，担心疾病复发。对于此类患者当首先安抚情绪，积极开导，再配合中药，方可收效。笔者主张对于乳腺癌患者不同阶段采取不同治疗方案。局部早期患者表现为乳房结块，无远处转移迹象，此时予手术微创＋中医药术后巩固，预防复发；早期至中期乳房结块明显，有局部淋巴结转移迹象，采取手术切除＋西医放化疗、靶向治疗等＋中医药减轻副作用，预防复发；晚期患者采取姑息治疗＋中医药，改善症状、延长生存时间。本病以扶正祛邪为治疗大法，养正复本，不主张过度治疗，提倡中医药尽早介入，适时加入综合手段，主张中西医优势互补，为患者选取最佳方案。

诊治乳腺癌医案

　　田某某，女，生于 1976 年 11 月，河南省南阳市人。2017 年 3 月，患者发现右侧乳房上有一个硬块，没有其他症状，自认为是因平时脾气不好，易生气导致的乳腺增生。去医院做彩超检查，结果也提示是乳腺增生，医生让其回家观察。检查后 1 个月，该患者发现肿块有增大的趋势，再次来到医院做乳腺钼靶检查，这次诊断为乳腺癌。看到这样的检查报告，患者思想上接受不了，就去郑州大学某附属医院复查，诊断还是乳腺癌。在医生的建议下行乳腺癌根治术，术后行 GT 方案（紫杉醇＋吉西他滨）化疗。化疗 1 个周期后，患者食欲极差，恶心呕吐，脾气也越来越差，易生气，心慌胸闷，手足肿胀、麻木，头发脱落严重，有一种生不如死的感受。家人和朋友都建议患者寻求中医中药治疗。

　　2018 年 2 月 25 日初诊：主要症状是身体特别乏力，烘热汗出，情绪很不稳定，右上肢肿胀较重，食欲和睡眠都很差，伴脚趾麻木，大小便正常，舌质淡，苔微黄，脉弦。

西医诊断： 右侧乳腺癌手术、化疗后综合征。

中医辨证： 气血亏虚，肝郁脾虚，湿邪阻滞。

治法： 益气养血，疏肝健脾，祛湿活络。

方名： 丹栀逍遥丸合黄芪防己汤加味。

处方： 牡丹皮 3g，炒栀子 3g，当归 30g，柴胡 6g，茯苓 15g，炒白术 30g，炙甘草 6g，薄荷 3g，赤芍 15g，黄芪 15g，防己 12g，党参 15g，桂枝 15g，桑枝 9g，泽泻 12g，泽兰 12g，地龙 12g，鸡血藤 30g，郁金 15g，夏枯草 15g，莪术 15g，炒酸枣仁 30g，蝉蜕 12g。

煎服法：	15剂，水煎服，每日1剂。每剂药头煎、二煎共取药汁400mL，混合后分2次服，即上午10时，下午4时服药，每日200mL。

2018年4月1日二诊：服上方后患者心情明显好转，体质增强，烘然汗出和睡眠均有改善，但还是睡眠浅，容易醒，右上肢肿胀也稍缓解，食欲一般，大小便正常；舌质淡红，苔薄白，脉沉。

调整方药为：上方去牡丹皮、炒栀子、薄荷，加生龙骨30g、琥珀3g。30剂，煎服法同前。

2018年5月1日三诊：患者精神、饮食基本恢复正常，睡眠明显改善，出汗减少，右上肢肿胀进一步减轻，小便正常，大便偏溏；舌质淡红，苔薄白，脉沉。

嘱其按照二诊方继续服用。并告诉患者，右上肢肿胀是手术时清扫淋巴结时，导致淋巴液回流障碍所致，需要一段时间才能恢复。

按语

该患者因发现右侧乳腺肿块而就诊，确诊乳腺癌后立即行手术治疗，为巩固疗效，术后常规化疗。在化疗期间出现胃肠道功能失调，右上肢肿胀不适，体质虚弱，情绪不稳，睡眠极差等一系列的症状，寻求中医药治疗。

该患者平素脾气急躁，肝郁不舒，处于思虑压抑的状态，肝郁伤脾，脾失健运痰湿内生，气机不畅，郁久化火，无形之气与有形之痰浊相互交凝，经络阻塞，日积月累结聚成块。辨证属气血亏虚，肝郁脾虚，湿邪阻滞。治宜益气养血，疏肝健脾，祛湿活络，方选丹栀逍遥散合黄芪防己汤加味。

逍遥散出自《太平惠民和剂局方》，见：治血虚劳倦，五心烦热，肢体疼痛，头目昏重，心悸颊赤，口燥咽干，发热盗汗，减食嗜卧，以及血热相搏，月水不调，脐腹胀痛，寒热如疟。又疗室女血弱阴虚，荣卫不和，痰嗽潮热，肌体羸瘦，渐成骨蒸。

方中柴胡疏肝解郁，使肝气条达；当归甘辛苦温，养血和血；赤芍酸苦微寒，养血敛阴；茯苓、白术健脾祛湿，使运化有权；稍加薄荷，疏散郁遏之气，透达肝经郁热；加牡丹皮清血中伏火；栀子又善清肝热。

因患者手术后右上肢肿胀较重，故在逍遥散的基础上合用具有补气通络、利水消肿的黄芪防己汤加味。方中黄芪、党参补气健脾；桂枝、桑枝温通经脉；泽泻、防己、泽兰渗湿利水；地龙通络利尿；鸡血藤补血通络；炒酸枣仁、蝉蜕安神定志；郁金、夏枯草、莪术软坚散结。在以后的随诊中又加龙骨、琥珀以镇静安神。

患者服后体质逐渐恢复，情绪稳定，饮食改善，说明方证相对，嘱其继续服用上方，巩固疗效。

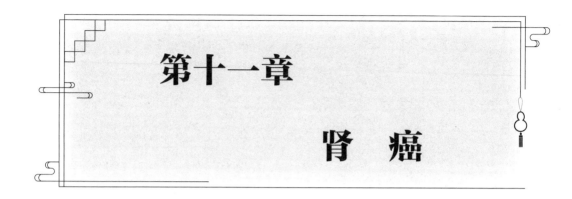

第十一章

肾 癌

第一节 ※ 概 述

　　肾细胞癌，简称肾癌，是起源于肾实质泌尿小管上皮系统的恶性肿瘤，包括起源于泌尿小管不同部位的各种肾细胞癌亚型，但不包括来源于肾间质的肿瘤和肾盂肿瘤，占肾恶性肿瘤的80%~90%。成人恶性肿瘤中，肾癌占比2%~3%，发病率位居全球肿瘤新发病例前10位以外，但在泌尿系统恶性肿瘤中，发病率居第3位，病死率居首位。肾癌死亡率存在区域差异，发达国家死亡率水平低于发展中国家，且有下降趋势，而发展中国家呈上升趋势，中国是世界最大的发展中国家，逐年上升的肾癌死亡率所造成的疾病负担已成为一个严重的公共卫生问题。数据统计显示，1990~2016年我国肾癌总死亡率由0.5/10万上升至1.48/10万，呈指数增长趋势。其中，男性患肾癌的风险是女性的1.7倍，城市居民患肾癌的风险是农村居民的2.34倍，居民每增加5岁，肾癌的发病风险平均增加 32%。预计 2025 年，我国肾癌死亡率将达到 1.81/10 万，较 2019 年增加 7.74%。大多数肾癌患者确诊时已为终末期，易并发转移扩散，致其 5 年生存率不足 10%。

肾肿瘤病因至今尚不清楚，流行病学家曾进行过大量的调查，发现吸烟、肥胖、职业、经济文化背景、高血压、输血史、糖尿病、放射、药物、饮酒、食物、家族史等因素可能与肾肿瘤发病有关。加强体育锻炼，预防慢性疾病的发生可能为肾癌的保护因素。研究发现，高血压患者的收缩压和舒张压分别每降低 10mmHg，肾癌发病风险可分别下降 5% 和 7%。一项研究指出，在亚洲人群中，糖尿病患者发生肾癌的风险是非糖尿病患者的 1.38 倍。

目前，肾癌的治疗手段有手术、放疗、化疗、靶向治疗、免疫治疗等，但大部分患者在确诊时已丧失手术时机，其对放疗、化疗也不敏感，免疫治疗近年有很好的成效但不良反应亦很明显。中医药可缓解西医治疗的不良反应，提高生活质量，延长生存期，在肾癌的治疗上发挥出越来越重要的作用。

中医学无"肾癌"病名，属于"积""癥""虚劳""肾岩"等范畴，又根据其临床表现，归于"腰痛""血尿"范畴。《医学入门》记载："溺血纯血全不痛……暴热实热利之宜……虚损房劳兼日久……滋阴补肾更无疑。"《活法机要》曰："壮人无积，虚人则有之，脾胃怯弱，气血两衰，四时有感，皆能成积。"《医宗必读》曰："积之成者，正气不足，而后邪气踞之。"本病多由肾气不足，邪毒内生，结于腰府，或感受外邪，湿热瘀毒蕴结水道，导致气滞血瘀，津停为痰，久聚成块，直接病位在肾，与脾、胃、肺、肝等多个脏腑相关，正气虚弱尤其肾气亏损是肾癌发病的根本原因，又夹杂痰、湿、瘀、毒等邪为患。治疗以扶正补肾为主，辅以祛痰、清热、利湿、化瘀等法。

第二节 ✕ 48 例肾癌基本情况分析

　　笔者从"肿瘤临床诊疗与患者管理一体化平台"系统中整理出自 2018 年 1 月至 2021 年 12 月于河南中医药大学第一附属医院门诊及河南中医药大学第三附属医院门诊就诊的肾癌患者共 48 例，累计就诊频次为 135 次。就诊年龄最小的 7 岁，最大的 83 岁，年龄在 51~60 岁的患者人数最多，为 14 例，占比 29.17%；其次为 41~50 岁患者，为 9 例，占比 18.75%；61~70 岁患者，为 8 例，占比 16.67%；71~80 岁患者，为 8 例，占比 16.67%；81~90 岁患者为 4 例，占比 8.33%；31~40 岁患者，3 例，占比 6.25%；30 岁以下患者为 2 例，占比 4.17%。48 例患者中因放疗、化疗后不良反应前来就诊者最多，有 22 例，占比 45.83%；术后欲中药调理，维持巩固，预防复发者有 16 例，占比 33.33%；患有慢性疾病不能手术、放疗、化疗等前来寻求中医药保守治疗者有 10 例，占比 20.83%。

第三节 ✕ 常用处方分析

　　经笔者统计整理后，肾癌患者在门诊治疗中共计使用 56 个处方，累计使用频次为 159 次。使用频率高的前 10 位方剂排序如表 11 所示。

表 11　使用频率高的前 10 位方剂

排序	方剂	频数	频率（%）
1	薯蓣丸	9	6.67
2	金匮肾气丸	7	5.18
3	人参健脾丸	6	4.44

续表

排序	方剂	频数	频率（%）
4	理冲汤	6	4.44
5	牡蛎散	6	4.44
6	生脉饮	6	4.44
7	再造散	6	4.44
8	镇静安神颗粒	6	4.44
9	薏苡附子败酱散	5	3.70
10	新加四妙散	5	3.70

一、薯蓣丸

⊕ **方剂出处** 《金匮要略》

⊕ **原文记载**

《金匮要略·血痹虚劳病脉证并治第六》："虚劳诸不足，风气百疾，薯蓣丸主之。"

《金匮要略·脏腑经络先后病脉证第一》："夫人禀五常，因风气而生长，风气虽能生万物，亦能害万物。如水能浮舟，亦能覆舟。若五脏元真通畅，人即安和，客气邪风，中人多死。"

《太平惠民和剂局方·卷五》："诸虚百损，五劳七伤，肢体沉重，骨节酸疼，心中烦悸，唇口干燥，面体少色，情思不乐，咳嗽喘乏，伤血动气，夜多异梦，盗汗失精，腰背强痛，脐腹弦急，嗜卧少气，喜惊多忘，饮食减少，肌肉瘦瘁。又治风虚，头目眩晕，心神不宁，及病后气不复常，渐成劳损。久服补诸不足，愈风气百疾。"

《旧唐书·张文仲传》："张文仲，洛州洛阳人也……文仲集当时名医，共撰疗风气诸方……风状百二十四，气状八十。"

方剂组成

山药 30g，党参 30~60g，茯苓 30g，白术 12g，当归 20g，炒白芍 12g，熟地黄 30g，川芎 12g，桂枝 12g，防风 6g，柴胡 6g，干姜 6g，炒杏仁 12g，桔梗 10g，白蔹 12g，麦门冬 30g，炒神曲 15g，炙甘草 10g。

✧ 适用证候

肾癌患者出现虚劳症状，属气、血、阳气偏虚证。症见畏寒，多汗，体瘦，咳嗽痰少，白黏痰，恶风，偶有低热，神倦乏力，自觉口中无味，纳差，大便稀溏等；舌淡苔白，脉沉。

✧ 加减应用

汗出较多者，加牡蛎、黄芪固表止汗；恶风寒重者，加附子、细辛、菟丝子、肉桂等温摄下元；阴液不足者，加石斛、南沙参、北沙参滋阴益气。

二、金匮肾气丸

✧ 方剂出处　《金匮要略》

✧ 原文记载

《金匮要略·痰饮咳嗽病脉证并治第十二》："夫短气，有微饮，当从小便去之，苓桂术甘汤主之，肾气丸亦主之。"

《金匮要略·消渴小便不利淋病脉证并治第十三》："男子消渴，小便反多，以饮一斗，小便一斗，肾气丸主之。"

《金匮要略·妇人杂病脉证并治第二十二》："问曰：妇人病，饮食如故，烦热不得卧，而反倚息者，何也？师曰：此名转胞，不得溺也，以胞系了戻，故致此病。但利小便则愈，宜肾气丸主之。"

方剂组成

制附子 9g（先煎），熟地黄 30g，山药 30g，山茱萸 15g，牡丹皮 12g，茯苓 15g，泽泻 12g，桂枝 12g。

⊕ **适用证候**

肾癌患者属肾阳亏虚型证。症见面色淡白，体倦乏力，手足不温，怕冷，水肿，小便频数，遗精，五更泄，纳差；舌淡白，苔白，脉沉弱。

⊕ **加减应用**

水肿者，加车前子、川牛膝利水消肿，成济生肾气丸之义；五更泄者，加补骨脂、乌梅、肉豆蔻补肾涩肠；尿频、遗精者，加益智仁、乌药、莲子等补肾固精。

三、人参健脾丸

⊕ **方剂出处**　《医方集解》

⊕ **原文记载**

《医方集解》：治脾虚气弱，饮食不消。本方去山楂、麦芽，加茯苓、炙甘草，名益气健脾丸，治脾虚食少。本方去山楂、麦芽、陈皮，加当归、芍药、麦冬、柏子仁，名养荣健脾丸，治脾阴不足，饮食不为肌肤。本方去人参、枳实、麦芽，加香附、木香、半夏、茯苓、神曲、黄连、当归、芍药、荷叶烧饭丸，名理气健脾丸，治脾胃虚弱，久泻久痢。本方去人参、山楂、麦芽，加神曲、川芎、香附，曲糊丸，名舒郁健脾丸，治脾气郁滞，饮食不消。

方剂组成

人参 15g（或党参 30g），白术 15g，茯苓 30g，炙甘草 9g，陈皮 12g，肉豆蔻 12g，广木香 6g，黄连 3g，砂仁 12g，山药 30g，炒山楂 15g，炒神曲 15g，炒麦芽 15g。

⊙ 适用证候

肾癌患者属脾虚食积证。症见脘腹痞闷，食少难消，体倦少气，或化疗后恶心、呕吐、进食不下，舌淡苔白，脉虚弱。

⊙ 加减应用

胃中胀满不适者，加厚朴、枳实、莱菔子行气除胀；恶心、呕吐重者，加姜竹茹、姜半夏、生姜等和胃止呕；乏力者，加黄芪、党参健脾益气。

四、理冲汤

⊙ 方剂出处　《医学衷中参西录》

⊙ 原文记载

《医学衷中参西录》："治妇女经闭不行或产后恶露不尽，结为癥瘕，以致阴虚作热，阳虚作冷，食少劳嗽，虚证沓来。服此汤十余剂后，虚证自退，三十剂后，瘀血可尽消。亦治室女月闭血枯。并治男子劳瘵，一切脏腑癥瘕、积聚、气郁、脾弱、满闷、痞胀，不能饮食。"

方剂组成

党参 30g（严重虚弱者 60~120g），黄芪 30g（严重虚弱者 60~120g），山药 30g，三棱 30g，莪术 30g，鸡内金 30g，知母 15g，天花粉 30g。

⊙ 适用证候

肾癌患者属气虚夹积证。症见体倦乏力，纳少，肾区痛连及腰背，痛处固定不移、夜间加重，舌淡暗有瘀斑，脉弦涩。

⊙ 加减应用

乏力明显者，加重党参、黄芪用量；瘀结较重者，加僵蚕、全蝎、蜈蚣等化瘀散结；纳差者，加焦三仙健脾开胃。

五、牡蛎散

⊙ 方剂出处　《太平惠民和剂局方》

⊙ 原文记载

《太平惠民和剂局方·卷八》："治诸虚不足，及新病暴虚，津液不固，体常自汗，夜卧即甚，久而不止，羸瘠枯瘦，心忪惊惕，短气烦倦。"

《成方便读·卷四》："夫自汗、盗汗两端，昔人皆谓自汗属阳虚、盗汗属阴虚而立论。然汗为心液，心主血，故在内则为血、在外则为汗，不过自汗、盗汗虽有阳虚、阴虚之分，而所以致汗者，无不皆由郁蒸之火逼之使然。故人之汗以天地之雨名之，天地亦必郁蒸而后有雨。但火有在阴在阳之分，属虚属实之异，然二证虽有阴阳，其为卫虚不固则一也。此方用黄芪固卫益气，以麻黄根领之达表而止汗。牡蛎咸寒，潜其虚阳，敛其津液；麦为心谷，其麸则凉，用以入心，退其虚热耳。此治卫阳不固，心有虚热之自汗者也。"

《医方集解》："此手太阴少阴药也。陈来章曰：'汗为心之液，心有火则汗不止。牡蛎、浮小麦之咸凉，去烦热而止汗。阳为阴之卫，阳气虚则卫不固，黄芪、麻黄根之甘温，走肌表而固卫。'"

方剂组成

黄芪 30g，浮小麦 30g，麻黄根 15g，煅牡蛎 30g。

⊕ 适用证候

肾癌患者体虚自汗证。症见自汗、盗汗严重，神疲乏力，动则汗出，心烦，口干，小便短少；舌淡红，苔薄白，脉细。

⊕ 加减应用

本方药简力专，多合方应用，见是证用之。

六、生脉饮

⊕ 方剂出处　《医学启源》

⊕ 原文记载

《医学启源》："补肺中元气不足。"

《内外伤辨惑论·卷中》："圣人立法，夏月宜补者，补天真元气，非补热火也，夏食寒者是也。故以人参之甘补气，麦门冬苦寒泻热，补水之源，五味子之酸，清肃燥金，名曰生脉散。孙真人云：五月常服五味子，以补五脏之气，亦此意也。"

《医方考》："肺主气，正气少故少言，邪气多故多喘。此小人道长，君子道消之象。人参补肺气，麦冬清肺气，五味子敛肺气，一补一清一敛，养气之道毕矣。名曰生脉者，以脉得气则充，失气则弱，故名之。东垣云：夏月服生脉散，加黄芪、甘草，令人气力涌出。若东垣者，可以医气极矣。"

《古今名医方论》引柯韵伯："麦冬甘寒，清权衡治节之司；人参甘温，补后天营卫之本；五味酸温，收先天天癸之原。三气通而三才立，水升火降，而合既济之理矣。"

《医方集解》："人参甘温，大补肺气为君；麦冬止汗，润肺滋水，清心泻热为臣，五味酸温，敛肺生津，收耗散之气为佐。盖心主脉，肺朝百脉，补肺清心，则元气充而脉复，故曰生脉也。夏月炎暑，火旺克金，当以保肺为主，清晨服此，能益气而祛暑也。"

《成方便读》："方中但以人参保肺气，麦冬保肺阴，五味以敛其耗散。不治暑而单治其正，以暑为无形之邪，若暑中无湿，则不致留恋之患，毕竟又无大热，则清之亦无可清，故保肺一法，即所以祛暑耳。此又治邪少虚多，热伤元气之一法也。在夏月肺虚者，可服之。"

《温病条辨》："汗多而脉散大，其为阳气发泄太甚，内虚不可留恋可知。生脉散酸甘化阴，守阴所以留阳，阳留，汗自止也。以人参为君，所以补肺中元气也。"

《血证论》："人参生肺津，麦冬清肺火，五味敛肺气，合之甘酸化阴，以清润肺金，是清燥救肺汤之先声。"

方剂组成

人参 9g（或西洋参 30g），麦门冬 9g，五味子 6g。

⊕ **适用证候**

肾癌患者口干、自汗属气阴两虚型。症见汗出较多，心悸气短，口干严重，舌红少苔，脉微。

⊕ **加减应用**

本方多作为合方，见证用之。

七、再造散

⊕ **方剂出处**　《伤寒六书》

⊕ **原文记载**

《伤寒六书·卷三》："治患头痛发热，项脊强，恶寒无汗，用发汗药二三剂不出者，庸医不识此证，不论时令，遂以麻黄重药火劫取汗，误人死者多矣，殊不知阳虚不能作汗，故有此证名曰无阳证。"

《成方切用》：经曰，阳之汗，以天地之雨名之，汗之无汗，邪盛而真阳虚也，故以参、芪、甘草、姜、桂、附子大补其阳，而以羌、防、芎、细发其表邪，加芍药者，散中有收，且能滋调营卫，为诸阳药取汗之助也。

《医方论》："此方但可施于常时之不能作汗者。若在冬月，而脉见浮紧，便是太阳之寒伤营，此方断不可用。"

方剂组成

制附子 9g（先煎），黄芪 30g，人参 9g（或党参 30g），桂枝 12g，甘草 6g，细辛 3g，羌活 9g，防风 6g，川芎 12g，生姜 6g。

⊕ **适用证候**

肾癌患者外感风寒属阳气亏虚。症见外感风寒，阳气虚弱，恶寒发热，热轻寒重，无汗肢冷，倦怠嗜卧，舌淡苔白，脉沉无力，或浮大无力。

⊕ **加减应用**

乏力者，加山药健脾益气；无汗、气喘者，加麻黄宣肺平喘；

胃脘胀满不适者，加紫苏和中解表；咳嗽者，加蝉蜕、桔梗祛风止咳化痰。

八、镇静安神颗粒

⊕ **方剂出处** 自拟方

> **方剂组成**
>
> 牡蛎 30g，珍珠母 30g，炒酸枣仁 30g，夜交藤 15g，灯心草 3g，制远志 15g。

⊕ **适用证候**

肾癌患者伴睡眠障碍属心肝不调、神魂失舍证。症见失眠心烦，焦虑难安，多梦或噩梦缠绕，神疲乏力，纳呆食少，舌淡红或淡暗，脉沉或沉弦。

⊕ **加减应用**

多梦者，加龙齿、龙骨镇静摄纳；心烦者，加淡豆豉、栀子清火除烦；情志抑郁者，加合欢花、玫瑰花解郁安神。

九、薏苡附子败酱散

⊕ **方剂出处** 《伤寒论》

⊕ **原文记载**

《伤寒论》："肠痈之为病，其身甲错，腹皮急，按之濡，如肿状，腹无积聚，身无热，脉数，此为肠内有痈脓，薏苡附子败酱散主之。"

《张氏医通》："用薏苡附子败酱散……即内经肾移寒于脾。则为痈脓是也。"

《医宗金鉴》："系肠内阴冷。"

方剂组成

制附子 9g（先煎）， 败酱草 30g，薏苡仁 30g。

⊕ **适用证候**

肾癌患者腹痛属阳虚不足证。症见肾癌患者腹腔内转移，腹部冷痛，腹皮绷紧，身热不显，肌肤甲错，舌淡有瘀斑，苔白，脉沉。

⊕ **加减应用**

本方药少力专，多合方使用。

十、新加四妙散

方剂组成

柴胡 9g，苦参 12g，黄芩 6g，生地黄 30g。

⊕ **适用证候**

肾癌患者属下焦湿热证。症见小便频数、灼热，阴囊潮湿，身热口渴，大便黏腻，舌红，苔黄腻，脉数。

⊕ **加减应用**

有尿血者，加仙鹤草 30 克，茜草 15 克；大便干结者，加大黄 6 克，郁李仁 12 克；手脚心热者，加知母 30 克，地骨皮 15 克。

第四节 ※ 临床诊治心悟

肾癌在成人恶性肿瘤中并不多见，门诊肾癌的患者仅有 48 例，这些患者中有一半以上是因为西医手术、放疗、化疗后出现一系列不良反应前来就诊的，经过中医药调理，大都取得较好的效果。如何发挥中医药的特色，为患者带来更有效的治疗方法，是我们临床工作者必须思考的问题。笔者在中医药临床诊治肾癌中，有一些体会，特与同道分享，以期为中医药治疗肾癌提供更多思路与方法。

一、健脾益气、补肾固本为核心

肾为先天之本。肾气充足则外邪难入，故肾癌的形成以正气亏虚为内在原因，其中尤以脾肾两脏为重。脾脏为后天之本，气血生化之源，一方面依赖先天肾脏，另一方面滋养先天。先后天互相补充，联系紧密。肾气虚弱，则一身之气俱不足；脾脏受累，则气血津液生化乏源。脾肾两脏功能失调，气机不畅，津血逆乱，津停为水，液聚为痰，血滞成瘀，痰瘀互结，气滞不通，久则发展成癌毒肿块。治疗之时须紧扣病机，健脾补肾，使先后天生化得继。补先天之本多选用味咸甘温之品，咸可入肾，引药直达，临床常用药物如盐菟丝子、盐杜仲、桑寄生、怀牛膝、盐补骨脂等，常用方剂如金匮肾气丸、右归丸、地黄饮子等。强后天脾土又可从以下几个方面入手：

（1）健脾渗湿，脾脏易为湿邪所困，治疗时当以渗湿为先，选药如苍术、草豆蔻、陈皮、草果、白扁豆等，常用方剂如平胃散、二陈汤、参苓白术散等。

（2）行气以助脾运化，湿邪解除后，当用药加快脾脏运化功能的恢复，选药如木香、砂仁、白术、党参、炒山楂、炒麦芽、炒神曲等，选方如四君子汤、七味白术散、人参健脾丸等。

（3）行气宣通防止脾滞，适当选用行气消胀除满之品，疏通下焦，以防滞食于中，选药如厚朴、枳实、莱菔子、麻子仁等，选方如枳实消痞丸、保和丸等。

二、攻补兼施、清利下焦为常法

肾癌乃脾肾不足于内，湿热瘀毒之邪侵袭，气血失调，水湿壅堵，痰瘀互结，气滞不通，久则发展成癌毒肿块。治疗之时除补肾强脾之外，还不应忘祛除湿热瘀毒之邪。祛邪之法有三：一是痰湿水邪久郁易生热，且多为湿热，胶结难除，临证见小便灼热疼痛、口干口苦，舌红苔黄厚腻等，治疗当化痰祛水与清热除湿并行，选药多以甘淡渗利为主，如茯苓、泽泻、薏苡仁、猪苓、车前子等；二是肾为主水之脏，血不利则为水，久则成瘀，瘀水互结，临证见小便带血，淋漓不畅，舌有瘀斑，治疗当祛瘀与利水并重，选药如泽兰、桃仁、川芎、益母草、三棱、莪术等；三是若水湿之邪久久不消除，停聚为痰，聚结成块，则成痰瘀互结之象，临证见肿块明显，推之不移，坚硬不平，此时普通化瘀药药力已不足，须用虫类药物如水蛭、全蝎、蜈蚣、僵蚕等，方可化瘀结之肿块。需要注意的是，在祛邪的同时必须注重扶正，以补肾扶正为主，祛邪散结为辅，不可因祛邪而再伤人体正气。

三、既病防变、瘥后防复为关键

西医认为肿块切除以后，再用一些化疗、免疫治疗，就可以杀死癌细胞，但大部分患者经过西医治疗后仍然发生转移，且复发后预后极差，短时间内身体衰竭。中医认为手术、放疗、化疗仅仅是祛邪的一种方式，虽然外在的征象——肿块被切除，但体内的内环境并没有得到改善。化疗、免疫治疗虽然作为全身疗法可以清除一部分病邪，但对肿瘤生成的环境没有根本的纠正。当机体正气不足时，病邪迅速进展，肿瘤极易复发和转移。所以经历西医治疗手段之后，即使手术完全切除、即使达到西医学临床治愈，也仍要坚持服用一段时间或长期服用中药、补肾气之不足、清除体内伏邪，这也属于中医治未病观念中的既病防变思想。笔者在临床中常以金匮肾气丸合四妙散再酌加三棱、莪术、夏枯草等化瘀散结药物作为术后巩固疗效的常用处方。如患者自觉煎煮药物麻烦，可以取颗粒剂型，也可以制成丸药，丸者缓也，缓图长效。

诊治肾癌医案

刘某某，65 岁，家住许昌市，目前已经退休。患者有 20 多年糖尿病病史。2021 年初，因为糖尿病的一些并发症加重，到许昌市某医院住院治疗。在做 CT 检查时发现了右肾占位，双肾多发囊肿。当时医生考虑为恶性肿瘤，建议患者做 CT 增强检查。由于当时没有任何症状，如尿血、尿频等，所以患者拒绝了医生的建议。2021 年 3 月初，患者子女督促其进一步检查，陪同患者在许昌市某医院做了增强 CT，检查结果同前。2021 年 3 月 15 日，患者到郑州大学某附属医院做系列检查，医生高度怀疑为肾部恶性肿瘤，建议手术切除及术后病理检查。患者在 2021 年 3 月 22 日做了"腹腔镜下右肾部分切除术"，术后病理符合肾透明细胞癌。2021 年 5 月 8 日，患者在郑州大学某附属医院复查，复查结果显示糖化血红蛋白 8mg/dL，CT 显示术区包裹性积液积气，双肾小囊肿。医生建议做几个疗程的化疗，患者因身体基础条件差加年事已高，就和家人商量后想让中医诊疗，提高一下自身免疫力。

2021 年 5 月 11 日初诊：右肾透明细胞癌术后 1 个多月。现症见：自觉乏力，胸闷、气短，腰疼，稍运动后即加重，偶尔口苦，睡眠、饮食均可，二便调。脉弦滑，尺脉稍沉，舌淡胖，苔黄腻，边有齿痕。有高血压、糖尿病病史。

西医诊断：右肾透明细胞癌术后。

中医辨证：肾阳不足，湿热下注。

治法：温肾助阳，清利下焦。

方名：金匮肾气丸合新加四妙散。

处方：	制附子 9g，肉桂 6g，牡丹皮 6g，茯苓 30g，泽泻 12g，山药 30g，熟地黄 30g，山茱萸 30g，苦参 12g，柴胡 12g，生地黄 30g，黄芩 5g，菟丝子 30g，桑寄生 30g，川断 15g。
煎服法：	15 剂，水煎服，每日 1 剂。每剂头煎、二煎共取药汁 400mL，混合后分 2 次服，即上午 10 时，下午 4 时服药，每次 200mL。

2021 年 6 月 8 日二诊：服上方后，体力明显好转，自觉胸闷、气短，口苦症状明显减轻。原来脸色发灰、发黑也明显好转，脸色出现红润。现症见胃口处无规律隐痛，食冷物后加重，入睡困难，饮食可，二便调。余无明显不适。脉弦滑，尺脉稍沉，苔黄腻稍改善。

守上方加镇静安神颗粒，即延胡索 30g，砂仁 12g，木香 6g，龙骨 30g，生龙齿 30g，炒酸枣仁 30g，夜交藤 30g，珍珠母 25g，琥珀 5g。15 剂。煎服法同前。

2021 年 9 月 14 日三诊：服上方效佳，气力增，睡眠恢复，胸闷、气短基本消失，胃口处无规律隐痛有改善。现症见偶而乏力，晨起时四肢水肿，双手尤甚，数分钟后减轻，偶有自汗，小便有泡沫，腰椎酸疼；纳眠尚可，二便调；余无明显不适。守二诊方去龙骨、生龙齿，加牡蛎 30g，鸡血藤 30g。30 剂。煎服法同前。

2021 年 10 月 22 日四诊：对患者进行随访，自述睡眠较前改善，腰椎酸疼减轻，体重较前增加，自汗基本缓解。现症为白天困倦有嗜睡状，诉稍有头蒙，仍稍有乏力，小便有泡沫，食欲佳，余无明显不适。效不更方，仍按三诊方服用。30 剂。煎服法同前。

按语

患者原有高血压、糖尿病，说明正气亏虚，体质较差，更易被内外之邪侵袭。确诊右肾透明细胞癌后行手术治疗，手术能迅速切除肿瘤，治疗方案是对的。但因患者原有慢性疾病，手术对患者身体损伤较一般患者难以恢复。首诊时见其神疲乏力，胸闷气短，稍运动后即加重，腰疼，脉弦滑，尺脉稍沉，舌淡胖，苔黄腻，边有齿痕等症状。说明患者气血亏虚、脾肾功能不足。肾为先天之本，腰为肾之府，肾气亏虚故见乏力、腰疼；肾为气之根，又主纳气，患者出现胸闷、气短，动则加剧。尺脉主下、主阴，候肾、膀胱，肾为水藏，主管水液代谢，故见尺脉稍沉，舌淡胖，苔黄腻，边有齿痕。正如《金匮要略·血痹虚劳病脉证并治第六》中"肾气丸"条文所示："虚劳腰痛，少腹拘急，小便不利者，八味肾气丸主之。"况《内经》有言："人年四十而阴气自半也，起居衰矣。年五十体重，耳目不聪明矣。年六十阴痿，气力大衰，九窍不利，下虚上实，涕泣俱出。"阳气不足故而邪气积聚产生了湿、热、痰等互结，从而逐渐导致肾岩的出现。辨证为肾阳不足，湿热下注。以金匮肾气丸温阳补肾治其本，新加四妙散清热利湿治其标。

金匮肾气丸出自《金匮要略》，方用干地黄为君，滋补肾阴，益精填髓。臣以山茱萸补肝肾，涩精气；薯蓣健脾气，固肾精。二药与地黄相配，补肾填精，谓之"三补"。臣以制附子、桂枝，温肾助阳，生发少火，鼓舞肾气。佐以茯苓健脾益肾，泽泻、牡丹皮降相火而制虚阳浮动，且茯苓、泽泻均有渗湿泄浊、通调水道之功。三者配伍，与"三补"相对，谓之"三泻"，即补中有泻，泻清中之浊以纯清中之清，而益肾精，且补而不滞。诸药相合，非峻补元阳，乃阴中求阳，微微生火，鼓舞肾气，即"少火生气"之意。对于这类患者，首先要固其本，不可因追求速破邪气而忽视其正气强弱，故以肾气丸鼓动其肾阳，从而充实一身之阳气。

新加四妙散方中，苦参、黄芩功能清热燥湿；柴胡性味辛苦，既能清透邪热，又能协助苦参、黄芩共奏燥湿之效，柴芩合用，一散一清，又可解少阳之邪气，从而缓解患者口苦之症。生地黄除清热生津外，亦可防苦寒之药伤及肾阴。患者初服一诊方即收效甚佳，不但乏力气短等症状明显减轻，面部病色也有改善。二诊时面色已转红润，可见，若辨证准确即可效如桴鼓。二诊时因患者眠差，故加入自拟方镇静安神颗粒，方中龙骨、生龙齿、珍珠母等共奏镇静安神之效；酸枣仁养血安神；因胃部隐痛，且遇冷加重，考虑为胃中寒凝血瘀，故加入延胡索、砂仁、木香等行气温中、化瘀止痛。三诊时，患者反映良好，因有自汗出，加入牡蛎，既可敛阴潜阳助眠，又可固涩止汗。

后经随访，现患者各种不适症状均已消失或改善，行检查后各项指标也已正常，且整体状态有明显改善，体重明显增加，收效满意，嘱其继续服药1个月，巩固药效，以提升自身正气，并嘱其定期检查。

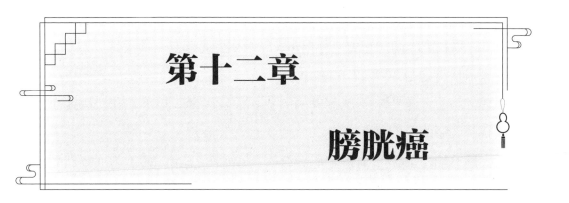

第一节 ※ 概　述

　　膀胱癌是指发生在膀胱黏膜上的恶性肿瘤，以反复全程无痛性血尿为早期表现，是泌尿系统最常见的恶性肿瘤，占我国泌尿生殖系肿瘤发病率的第1位。2021年世界卫生组织国际癌症研究机构发布《2020全球癌症报告》，2020年膀胱癌位居全球肿瘤新发病例数第10位、中国肿瘤新发病例数第13位，全球男性新发肿瘤病例数第6位、全球男性肿瘤死亡病例数第9位，中国男性肿瘤新发病例数第8位。膀胱癌患者男性多于女性，男女比例约为3：1。

　　吸烟是膀胱癌的最显著危险因素，占所有病例的50%，其次是职业性接触化学致癌物，如工业涂料、染料、金属和石油产品等。流行病学证据表明，化学致癌物是膀胱癌的致病因素，尤其是芳香胺类化合物，如2-萘胺、4-氨基联苯，广泛存在于烟草和各种化工产品中，烟草代谢产物经尿液排出体外，尿液中的致癌成分诱导膀胱上皮细胞恶变。有研究表明，饮酒、食用蔬菜、食用肉类制品、饮水量、染发、憋尿习惯可能与 40 岁以下膀胱癌有一定关系；性别、年龄、家族史、高胆固醇可能是影响膀胱癌发病的独立危险因素。吃水果和饮用纯净水是膀胱癌的保护因素。

膀胱癌约 70% 患者为非肌层浸润性膀胱癌，25%~30% 为肌层浸润性膀胱癌，其中约 25% 的患者已经发生淋巴结转移，约 5% 的患者会出现远处转移，晚期或转移性膀胱癌患者的 5 年生存率仅为 15%。目前，治疗手段以手术和灌注化疗为主。尽管手术是膀胱癌治疗的主要措施，但多数患者在接受了手术、放疗、化疗、免疫治疗等综合治疗后，仍有 50%~70% 的患者在术后可出现膀胱癌复发，其中 10%~30% 复发患者同时伴随病程进展，且复发与不良预后密切相关，严重影响患者的生活质量。随着中医药增效减毒理论的推广和临床疗效的凸显，中医药干预治疗在降低膀胱癌的复发率、减轻化疗后不良反应上起到了重要作用。

古代典籍中无膀胱癌的记载，根据其临床表现，归属于"尿血""血淋""癃闭""癥瘕"等范畴之中，《素问·气厥论》有"胞移热于膀胱，则癃溺血"；《素问·评热病论》曰："邪之所凑，其气必虚。"《杂病源流犀烛·积聚癥瘕痃癖痞源流》云："邪积胸中，阻塞气道，气不宣通，为痰、为食、为血……遂结成形而有块。"肿瘤之成，必始起于正气亏损，脏腑功能失调，致气血津液失调，气滞血阻，痰饮、瘀血、湿浊、热毒相互搏结，日久渐积，蕴于下焦而成肿瘤。治疗当以扶正为本，化瘀、祛痰、利湿、清热为标，视其轻重缓急，各有侧重。

第二节 ※ 33 例膀胱癌基本情况分析

笔者从"肿瘤临床诊疗与患者管理一体化平台"系统中整理出自 2018 年 1 月至 2021 年 12 月于河南中医药大学第一附属医院门诊及河南中医药大学第三附属医院门诊就诊的膀胱癌患者共 33 例，累计就诊频次为 111 次。其中，男性患者较多，为 23 例，占比 69.70%；女性患者 10 例，占比 30.30%，男性患者明显多于女性患者。就诊年龄最小的 29 岁，最大的 85 岁，年龄在 51~60 岁的患者人数最多，为 10 例，占比 30.30%；其次为 61~70 岁，为 9 例，占比 27.27%；31~40 岁、41~50 岁、71~80 岁、81~85 岁，各 3 例，各占比 9.09%。33 例患者中因放疗、化疗后不良反应前来就诊者最多，有 18 例，占比 54.55%；术后欲中药调理，维持巩固，预防复发者有 11 例，占比 33.33%；因手术（如膀胱部分电切、射频消融术等）引发多种症状，欲寻中药缓解者有 4 例，占比 12.12%。33 例患者按就诊膀胱癌病理分类，膀胱尿路上皮癌 32 例，占比 96.97%，膀胱黏液腺癌 1 例，占比 3.03%。

第三节 ※ 常用处方分析

经笔者统计整理后，膀胱癌患者在门诊治疗中共计使用 34 个处方，累计使用频次为 166 次。使用频率高的前 10 位方剂排序如表 12 所示。

表 12　使用频率高的前 10 位方剂

排序	方剂	频数	频率（%）
1	清心莲子饮	46	41.44
2	五苓散	15	13.51

续表

排序	方剂	频数	频率（%）
3	金匮肾气丸	12	10.81
4	新加四妙散	12	10.81
5	知柏地黄汤	9	8.11
6	四妙散	9	8.11
7	承气养荣汤	8	7.21
8	理冲汤	5	4.50
9	八珍汤	5	4.50
10	十全大补汤	4	3.60

一、清心莲子饮

⊕ **方剂出处**　《太平惠民和剂局方》

⊕ **原文记载**

《太平惠民和剂局方·卷五》："清心莲子饮，治心中蓄积，时常烦躁，而因思虑劳力，忧愁抑郁，是致小便白浊，或有沙膜，夜梦走泄，遗沥涩痛，便赤如血，或因酒色过度，上盛下虚，心火炎上，肺金受克，口舌干燥，渐成消渴，睡卧不安，四肢倦怠，男子五淋，妇人带下赤白，及病后气不收敛，阳浮于外，五心烦热。药性温平，不冷不热，常服清心养神，秘精补虚，滋润肠胃，调顺气血。"

《医宗金鉴·卷四十一》："赤浊带下属热者，宜用清心莲子饮。"

《景岳全书》："一男子玉茎肿痛，小便如淋，自汗甚苦，时或溺血少许，尺脉洪数，按之则涩，先用清心莲子饮加牛膝、山栀、黄柏、知母、柴胡，数剂少愈，更以滋肾丸一剂而痊。"

方剂组成

莲子肉 30g，人参 10g（或西洋参 30g），黄芪 30g，黄芩 6g，茯苓 30g，麦门冬 30g，地骨皮 30g，车前子 12g，甘草 6g。

⊕ **适用证候**

膀胱癌患者属气阴两虚证。症见四肢倦怠，五心烦热，心烦口渴，遗精白浊，小便频数、灼热，舌尖红，苔黄腻，脉浮数。

⊕ **加减应用**

气虚者，可加党参、白术健脾益气；心烦尿赤者，加炒栀子、淡竹叶、木通清心利水；口干者，加石斛、芦根、生地黄养阴生津。

二、五苓散

⊕ **方剂出处**　《伤寒论》

⊕ **原文记载**

《伤寒论·辨太阳病脉证并治第六》："太阳病，发汗后，大汗出，胃中干，烦躁不得眠，欲得饮水者，少少与饮之，令胃气和则愈。若脉浮，小便不利，微热消渴者，以五苓散主之。胃中干而欲饮，此无水也，与水则愈，小便不利而欲饮，此蓄水也，利水则愈。同一渴，而治法不同，盖由同一渴，而渴之象不同，及渴之余症，亦各不同也。"

《伤寒论·辨阳明病脉证并治第八》："太阳病，寸缓、关浮、尺弱，皆为虚象。其人发热汗出，复恶寒、不呕，但心下痞者，此以医下之也，误治。如其不下者，病患不恶寒而渴者，此转属阳明也。此属实邪。小便数者，大便必硬，不更衣十日，无所苦也，渴欲饮水者，少少与之，但以法救之，随症施治，不执一端。渴者与五苓散。如其渴不止，五苓散亦一法也。"

方剂组成

茯苓 30g，泽泻 12g，猪苓 30g，桂枝 15g，白术 12g。

⊕ **适用证候**

膀胱癌患者属阳虚水停轻证。症见小便不利，烦渴欲饮，甚则水入即吐；或脐下动悸，或水肿、泄泻；舌质淡，水滑苔，脉沉。

⊕ **加减应用**

本方为利水经典方剂，药少力专，多合方使用。

三、金匮肾气丸

⊕ **方剂出处**　《金匮要略》

⊕ **原文记载**

《金匮要略·痰饮咳嗽病脉证并治第十二》："夫短气，有微饮，当从小便去之，苓桂术甘汤主之，肾气丸亦主之。"

《金匮要略·消渴小便不利淋病脉证并治第十三》："男子消渴，小便反多，以饮一斗，小便一斗，肾气丸主之。"

《金匮要略·妇人杂病脉证并治第二十二》："问曰：妇人病，饮食如故，烦热不得卧，而反倚息者，何也？师曰：此名转胞，不得溺也，以胞系了戾，故致此病。但利小便则愈，宜肾气丸主之。"

方剂组成

制附子 9g（先煎 1 小时），熟地黄 30g，山药 30g，山茱萸 30g，牡丹皮 6g，茯苓 30g，泽泻 12g，桂枝 12g。

⊕ **适用证候**

膀胱癌患者属肾阳亏虚证。症见面色淡白，体倦乏力，手足不温，怕冷，水肿，小便频数，遗精，五更泄，纳差，舌淡白，苔白，脉沉弱。

⊕ **加减应用**

遗精者，加乌药、益智仁、芡实等固精止遗；正气不虚者，加土茯苓、半枝莲等解毒化浊；气血不畅者，加鸡血藤、肉桂鼓舞气血。

四、新加四妙散

方剂组成

柴胡 9g，苦参 12g，黄芩 6g，生地黄 30g。

⊕ **适用证候**

膀胱癌患者属下焦湿热证。症见小便频数、赤热，阴囊潮湿，身热口渴，大便黏腻；舌红，苔黄腻，脉数。

⊕ **加减应用**

如有尿血者，上方黄芩改为黄芩炭 15g，加仙鹤草 30g，茜草 15g；大便干结者，加大黄 6g，郁李仁 12g；手脚心热者，加知母 30g，地骨皮 15g；口苦、口黏者，加泽兰 12g，黄连 3g，石菖蒲 12g。

五、知柏地黄汤

⊕ **方剂出处** 《医方考》

⊕ **原文记载**

《医方考·卷五》："六味地黄丸加黄柏知母方：肾劳，背难俯仰，小便不利，有余沥，囊湿生疮，小腹里急，便赤黄者，此方主之。"

《医原·卷下》："若淡渗燥湿，必致真阴下竭，若柔腻滋阴，又助痰湿上壅，务使燥润得宜，刚柔并济，如知柏地黄丸、虎潜丸之类。"

《疡医大全·卷二》："眼目昏花，视物不明，皆由阴虚火旺，宜用知柏地黄丸加甘菊花治之。"

方剂组成

知母 30g，黄柏 9g，山茱萸 30g，山药 30g，熟地黄 30g，牡丹皮 6g，泽泻 12g，茯苓 30g。

⊕ 适用证候

膀胱癌患者属阴虚火旺证。症见小便短赤，潮热盗汗，口干咽痛，耳鸣遗精，舌红，苔少，脉数。

⊕ 加减应用

迎风流泪者，加枸杞、菊花清肝明目；耳鸣者，加蝉蜕、磁石；自汗、盗汗者，加浮小麦、煅牡蛎等固表止汗。

六、四妙散

⊕ 方剂出处　《成方便读》

⊕ 原文记载

《成方便读·卷三》："二妙丸苍术、黄柏各等分。治湿热盛于下焦而成痿证者。夫痿者，萎也，有软弱不振之象，其病筋脉弛张，足不任地，步履歪斜，此皆湿热不攘，蕴留经络之中所致。然湿热之邪，虽盛于下，其始未尝不从脾胃而起，故治病者，必求其本，清流者，必洁其源。方中苍术辛苦而温，芳香而燥，直达中州，为燥湿强脾之主药。但病既传于下焦，又非治中可愈，故以黄柏苦寒下降之品，入肝肾直清下焦之湿热，标本并治，中下两宣。如邪气盛而正不虚者，即可用之。本方加牛膝，为三妙丸。以邪之所凑，其气必虚，若肝肾不虚，湿热决不流入筋骨。牛膝补肝肾，强筋骨，领苍术、黄柏入下焦而祛湿热也。再加苡仁，为四妙丸。因《内经》有云：治痿独取阳明。阳明者，主润宗筋，宗筋主束筋骨而利机关也。苡仁独入阳明，祛湿热而利筋骨，故四味合而用之，为治痿之妙药也。"

方剂组成

黄柏 6g，苍术 15g，川牛膝 15g，薏苡仁 30g。

⊕ **适用证候**

膀胱癌患者属下焦湿热证。症见体倦乏力，食欲低下，小便短赤、灼热，口渴欲饮，舌红，苔黄，脉滑数。

⊕ **加减应用**

本方多作为合方应用，见下焦湿热证即可。

七、承气养荣汤

⊕ **方剂出处**　《温疫论》

⊕ **原文记载**

《温疫论·卷之一》："朱海畴者，年四十五岁，患疫得下证，四肢不举，身卧如塑，目闭口张，舌上苔刺问其所苦不能答。因问其子：两三日所服何药？云：进承气汤三剂，每剂投大黄两许不效，更无他策，唯待日而已，但不忍坐视更祈一诊。余诊得脉尚有神，下证悉具，药浅病深也。先投大黄一两五钱，目有时而小动，再投，舌刺无芒，口渐开能言；三剂舌苔少去，神思稍爽。四日服柴胡清燥汤，五日复生芒刺，烦热又加，再下之。七日又投承气养荣汤，热少退。八日仍用大承气，肢体自能少动。计半月，共服大黄十二两而愈。又数日，始进糜粥，调理两月，平复。凡治千人，所遇此等，不过三四人而已，姑有案以备参酌耳。"

方剂组成

知母 15g，当归 30g，熟地黄 30g，大黄 6g，枳实 15g，厚朴 15g，白芍 12g。

⊕ **适用证候**

膀胱癌患者属阳明腑实兼气血不足证。症见体倦乏力，面色淡白，大便秘结难下，口渴，唇焦口燥，舌淡红，苔薄，脉沉。

⊕ **加减应用**

大便干燥如羊屎者，加芒硝润燥软坚；便干者，加麻子仁、肉苁蓉、火麻仁、生白芍润肠通便；口干者，加麦门冬、石斛滋阴生津。

八、理冲汤

⊕ **方剂出处**　《医学衷中参西录》

⊕ **原文记载**

《医学衷中参西录》："治妇女经闭不行或产后恶露不尽，结为癥瘕，以致阴虚作热，阳虚作冷，食少劳嗽，虚证沓来。服此汤十余剂后，虚证自退，三十剂后，瘀血可尽消。亦治室女月闭血枯。并治男子劳瘵，一切脏腑癥瘕、积聚、气郁、脾弱、满闷、痞胀，不能饮食。"

方剂组成

党参 30g（严重虚弱者 60~90g），黄芪 30g（严重虚弱者 60~90g），山药 30g，三棱 30g，莪术 30g，鸡内金 30g，知母 15g，天花粉 30g。

⊕ 适用证候

膀胱癌患者属气虚有积证。症见乏力、体虚、纳少、少腹隐痛，痛处固定不移，夜间加重，舌淡暗有瘀斑，脉弦涩。

⊕ 加减应用

乏力明显者，加重党参、黄芪用量；疼痛者，加五灵脂、制乳香、蒲黄等化瘀止痛；湿浊重者，加草薢、土茯苓解毒祛湿。

九、八珍汤

⊕ **方剂出处**　《瑞竹堂经验方》

⊕ **原文记载**

《瑞竹堂经验方·卷四》：脐腹疼痛，全不思食，脏腑怯弱，泄泻，小腹坚痛，时作寒热。

《医方考·卷三》："血气俱虚者，此方主之。人之身，气血而已。气者百骸之父，血者百骸之母，不可使其失养者也。是方也，人参、白术、茯苓、甘草，甘温之品也，所以补气。当归、川芎、芍药、地黄，质润之品也，所以补血。气旺则百骸资之以生，血旺则百骸资之以养。形体既充，则百邪不入，故人乐有药饵焉。"

方剂组成

人参 15g（或党参 30~60g），白术 15g，茯苓 30g，当归

30g，川芎 12g，白芍 12g，熟地黄 30g，炙甘草 9g。

⊕ **适用证候**

膀胱癌患者术后正气大伤属气血两虚证。症见术后消瘦明显，面色苍白，头晕目眩，四肢倦怠，气短懒言，纳食减少；或化疗后骨髓抑制严重，乏力，血象较低；或舌淡苔薄白，脉细弱或虚大无力。

⊕ **加减应用**

乏力重者，加黄芪、太子参益气补虚；血虚者，加龙眼肉、龟甲胶、鹿角胶填精补血；阴虚口渴者，加麦门冬、南沙参、北沙参、生地黄益气养阴；尿血者，加仙鹤草、地黄炭补虚止血。

十、十全大补汤

⊕ **方剂出处**　《太平惠民和剂局方》

⊕ **原文记载**

《太平惠民和剂局方》："男子、妇人诸虚不足，五劳七伤，不进饮食，久病虚损，时发潮热，气攻骨脊，拘急疼痛，夜梦遗精，面色萎黄，脚膝无力，一切病后气不如旧，忧愁思虑伤动血气，喘嗽中满，脾肾气弱，五心烦闷，并皆治之。此药性温不热，平补有效，养气育神，醒脾止渴，顺正辟邪，温暖脾肾，其效不可具述。"

《成方便读》："八珍并补气血之功，固无论矣。而又加黄芪助正气以益卫，肉桂温血脉而和营，且各药得温养之力，则补性愈足，见效愈多。非唯阳虚可温，即阴虚者亦可温，以无阳则阴无以生，故一切有形之物，皆属于阴，莫不生于春夏而杀于秋冬也。凡遇人之真阴亏损，欲成痨瘵等证，总宜以甘温之品收效。或虚之甚者，即炮姜、肉桂，亦可加于大队补药之中，自有神效。若仅以苦寒柔静，一切滋

润之药，久久服之，不特阴不能生，而阳和生气，日渐丧亡，不至阳
气同归于尽不止耳。每记为人治阴虚内热一证，屡用甘寒润静之剂，
而热仍不退，于原方中加入炮姜五分，其热顿退，神乎其神，因录之
以助学者之参悟。"

方剂组成

人参15g（或党参30~60g），黄芪30~60g，肉桂9g，白
术12g，茯苓30g，当归30g，川芎12g，白芍15g，熟地
黄30g，炙甘草6g。

⊕ 适用证候

膀胱癌患者终末期属气血阴阳俱虚证。症见久病体虚，饮食减少，
脚膝无力，面色萎黄，精神倦怠，舌淡苔薄，脉沉弱。

⊕ 加减应用

肢冷形寒者，加附子温补真元；小便灼热者，加薏苡仁、木通、
灯心草渗湿利水；纳差者，加鸡内金、砂仁、炒山楂行气健脾；气血
运行不畅者，加鸡血藤、肉桂、陈皮、柴胡疏通气血。

第四节 ※ 临床诊治心悟

膀胱癌目前主要治疗手段为手术及膀胱灌注化疗，但存在副作用
大，愈后不佳的弊端。笔者临床接诊的患者50%以上是因为治疗后出
现一系列不良反应前来就诊的，通过中医药治疗，可以最大限度减轻
患者的痛苦，提高其生活质量。现将笔者在临床上采用中医药治疗膀
胱癌的体会与大家分享。

一、益肾宣肺、升降气机为重点

肿瘤总属积聚范畴，根本原因均为正气内虚，故扶助正气为治疗的首要。补肾首当其冲，肾乃先天之本，与膀胱相表里，肾气充足则外邪难侵，肾阳充盛，蒸腾气化之功足则膀胱水液代谢正常有序，临床常用方剂有金匮肾气丸、济生肾气丸等。补肺通调水道为其次，肺者，水之上源也，《内经》云："饮入于胃……脾气散精，上归于肺，通调水道，下输膀胱，水精四布，五经并行……"补肺清理水道素有"提壶揭盖"之称，膀胱乃水之下源，为水液代谢的重要部分，肺气亏虚，上源失职，水液积聚，久成湿毒，汇于膀胱，故补肺气之虚亦为治疗之重，临床常用方药如补肺汤、山药、黄芪、玉竹、党参等，此外肺易受邪，临床常使用玉屏风散、华盖散等祛邪固肺。补脾胃促进食欲为第三，肿瘤患者常因各种西医治疗而出现食欲低下、恶心等，往往造成患者短时间内体重迅速下降，很多晚期恶病质患者多表现为进食不下、极度消瘦等脾胃之气衰败征象，故补脾胃当贯穿治疗全程，以健脾和胃、促进食欲为主，可选保和丸、人参健脾丸、枳实消痞丸、平胃散等方。有部分患者体质较强壮，无明显体虚征象，此类患者虽然正气尚盛，但在西医长阶段的治疗中，正气不断消耗，仍需酌加补益之品，如太子参、熟地黄、黄芪、桂枝等。

二、清热利湿、祛邪散结为常法

膀胱癌以本虚为主，标实依然存在，临证之时当根据患者具体症状，邪正多少，扶正与祛邪并行。膀胱形态中空，位于下焦，前为小肠，后为大肠，肠腑迂回，邪气郁结，易生湿热，久则成瘀，故膀胱癌标实以湿热、血瘀为主，寒邪少见。患者临证多表现为小便灼热、频数、心烦等湿热之象，选方如清心莲子饮、四妙散、知柏地黄丸等清热利湿，选药多为黄柏、西洋参、麦门冬、黄芩、生地黄、知母、泽泻、薏苡仁等甘凉渗湿之品，酌加泽兰、桃仁、红花、丹参等化瘀之品；若患者尚未手术，正气未伤，结块明显可加浙贝母、僵蚕、鸡内金、水蛭、夏枯草、三棱、莪术等软坚散结之品，不可一味补虚扶正，助长湿邪。

三、禁烟忌辣、适当运动为关键

笔者临证接诊中有不少是该病反复复发的患者，有位患者更是在2年之内做了5次膀胱电切术，每次术后患者痛苦不堪。而且每次术后，患者都认为本次切净了，以为切得越干净越好，以后不会复发了。但临床告诉我们，即使达到了所谓的R0完全切除，也仍有复发的可能。这是因为膀胱作为人体的排泄器官，通过肾产生的尿液源源不断地向膀胱输注，每日要排出大约2 000mL的尿液，中医把膀胱比作"州都之官"，其内"津液藏焉，气化则能出矣"。若只是重视治疗，不戒烟限酒，不注意忌食辛辣之物，不注意适当锻炼，体内湿热内蕴，体质虚弱，就会造成湿热内生、浊液停留，瘀热互结于膀胱极易复发。所以术后及膀胱灌注后，饮食调护至关重要。身体锻炼因人而异，不能过度。对体质虚弱，气血不足者可选十全大补汤、八珍汤等；正气已复者，当视患者外证不同，判断其体内邪气之多少，各有轻重，热邪较重者多用半枝莲、土茯苓、金银花等苦寒折热之品；以湿偏重者，多用茯苓、薏苡仁、瞿麦、萹蓄、泽泻、莲子心等甘淡渗利之品；术后正气已复，外证不显者，以温肾利湿清热为原则，选用金匮肾气丸合四妙散为底方加减，可嘱患者长期服用，以防复发。

诊治膀胱癌医案

张某某，男，生于1983年7月，家住河南省郑州市。2021年8月初，患者出现间断性无痛尿血，以为只是上火所致，并未在意，在金水区某社区医院购买三金片服用，症状未改善，且日益加重，在网上阅读与其症状相关资料后，患者开始紧张。2021年8月12日，家人陪同患者到郑州某人民医院检查，彩超结果示"膀胱性占位"。患者和其家人都感觉到难以置信，为了进一步求证，又前往郑州大学某附属医院，CT示：膀胱占位性病变，考虑膀胱恶性肿瘤。医生建议手术，于2021年8月27日在全麻下行膀胱镜检查＋膀胱肿物电切术。术后病理显示：高级别浸润性尿路上皮癌。因为有浸润，医生让患者进行化疗，防止复发和转移。术后1周予以膀胱热灌注治疗1次，化疗药物为吡柔比星。患者感觉化疗后很不舒服，每次排小便都特别难受，服用一些西药无改善。家人了解到中医治疗肿瘤术后、放疗、化疗的副作用具有独特的优势，遂前来就诊。

2021年9月19日初诊：症见尿频、尿急、尿痛，神疲乏力，口干口苦，纳可，夜寐欠佳，多梦易醒，心烦、易焦虑，舌质偏红，苔薄腻稍黄。

西医诊断：	膀胱尿路上皮癌术后、化疗后。
中医辨证：	气阴两虚，湿热下注。
治法：	益气养阴，清热利湿。
方名：	清心莲子饮加味。
处方：	党参30g，黄芪30g，炙甘草9g，地骨皮15g，黄芩6g，麦门冬30g，茯苓15g，车前子9g，莲子12g，白花蛇舌草30g，半枝莲15g，仙鹤草30g，薏苡仁30g。

煎服法：	15剂，水煎服，每日1剂。每剂头煎、二煎共取药汁400mL，混合后分2次服，即上午10时，下午4时服药，每次200mL。

2021年10月10日二诊：服上方效果非常明显，尿痛症状消失，睡眠较前明显好转。2021年9月23日于郑州大学某附属医院进行第2次灌注化疗，方案同前。症见夜尿多、每晚4~5次、尿频但已经不疼了，口干口苦，心烦易焦虑，睡眠基本正常，易饥饿，大便黏腻。效不更方，仍按上方服用。15剂。煎服法同前。

2021年10月24日三诊：症状如前，仍按上方服用。

2021年11月14日四诊：患者夜尿明显减少、每晚1~2次；口干口苦，心烦焦虑均较前好转；患者述易饥饿，大便黏腻，效不更方，仍按上方服用。15剂。煎服法同前。

2021年12月19日五诊：患者述服上方效可，夜间小便1~2次，有时感觉小便有点热；面部散在暗红色斑疹，大便仍感黏腻不爽，口苦，舌质红，苔腻稍黄。四诊方加四妙散，即川牛膝12g，黄柏3g，苍术15g。15剂。煎服法同前。

2022年1月2日六诊：患者自述各方面感觉都很好，夜尿1~2次，尿热症状消失，心烦焦虑较前减轻。食欲睡眠都很好，服中药以来体重增长7.5kg左右。膀胱镜检查结果良好，血象正常。五诊方去川牛膝、黄柏、苍术。即仍选清心莲子饮加味：党参30g，黄芪30g，炙甘草9g，地骨皮15g，黄芩6g，麦门冬30g，茯苓15g，莲子12g，白花蛇舌草15g，半枝莲15g，仙鹤草15g，薏苡仁30g。嘱咐其间断服药（隔1日服用1剂药）。

按语

该患者最初症状为间断性无痛血尿，误以为是普通炎症，自行服用三金片无效后，才引起重视，彩超和 CT 均显示膀胱占位。手术切除后病理显示：高级别浸润性尿路上皮癌。因为存在浸润、转移的可能性，接受了术后膀胱灌注化疗，其间出现尿路刺激征等不适症状，其他疗效不佳，遂前来门诊寻求中医治疗。

中医无膀胱癌的病名，中医学依据其症状将其归于"血尿""溺血""癃闭"等范畴。《金匮要略·五脏风寒积聚病》言："热在下焦者，则尿血，亦令淋秘不通。"《素问·至真要大论》谓："岁少阳在泉，火淫所胜，民病……溺赤，甚则血便。"《医学心悟·尿血》言："心主血，心气热，则移热于膀胱，阴血妄行而溺出焉。"

膀胱足太阳之脉……络肾，属膀胱。肾与膀胱相表里，肾主水，而膀胱具有贮存尿液和排放尿液的作用，且其功能的正常运行依赖于肾的固摄与气化，故无论是生理还是病理，肾与膀胱都会相互影响。

该患者确诊膀胱尿路上皮癌后行膀胱肿物切除及进行膀胱热灌注化疗均属于中医的"祛邪"的治疗，虽然对肿瘤有直接的治疗作用，但对膀胱及肾都会有一定损伤。"膀胱者，州都之官""肾者，主水之脏"，二脏受损，则水液代谢失常，水聚成湿，湿蕴化热加上化疗药毒侵袭人体，湿热胶着于下焦，故见尿频、尿急和尿痛。肾阴不足、肾水不能上济于心，心火亢胜，故患者眠差、心烦、焦虑。水液代谢失常，津液停运，加之化疗药物伤及气阴，故患者出现神疲乏力、口苦、口干。患者整体病机为气阴两虚、湿热下注，故选用清心莲子饮益气养阴、清热利湿。

清心莲子饮源自于《太平惠民和剂局方》，由黄芪、莲子、人参、茯苓、柴胡、黄芩、地骨皮、麦门冬、车前子、炙甘草药物组成。

方中人参、黄芪、炙甘草益气扶正，莲子清心火而交心肾，黄芩清心肺之热，地骨皮清虚热，茯苓、车前子分利湿浊，麦门冬清心养阴。诸药合用，益气养阴，交通心肾，清热利湿。

患者服用该方后，尿频、尿热、心烦焦虑等症状均有改善，故前四诊一直沿用此方。患者五诊时，刚结束膀胱灌注化疗，其体内的湿热严重，面部出现斑疹等症状，故在原方的基础上加四妙散，增强清热利湿之功效。

四妙散源自《成书便读》，是由《医方考》中的二妙散（苍术、黄柏）加牛膝和薏苡仁而成。方中黄柏清热利湿，苍术燥湿健脾，牛膝利尿通淋、引药下行，薏苡仁利水渗湿、健脾和胃、解毒散结。诸药合用，共奏清热除湿之功效。截至本章编写前随访，患者仍在间断服药，精神、身体状况很好，基本恢复正常生活。

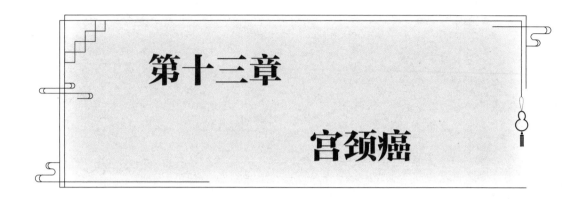

第十三章

宫颈癌

第一节 ※ 概 述

宫颈癌，也称为子宫颈癌，是发生在子宫颈部位的恶性肿瘤，是女性生殖道最常见的妇科恶性肿瘤。发生在我国的宫颈癌大部分是鳞癌，其次是腺癌、腺鳞癌。2021 年世界卫生组织国际癌症研究机构发布《2020 全球癌症报告》显示，2020 年全球新发癌症病例 1 929 万例，全球死亡癌症病例 996 万例，宫颈癌全球发病 60.4 万例，位于全球第 7 位，死亡病例数 34.2 万例，位于全球第 9 位，其中我国宫颈癌新发病例 11 万例，位列我国女性恶性肿瘤发病率的第 6 位；宫颈癌死亡病例约 5.9 万例，居于我国女性肿瘤相关死因的第 7 位。全球数据宫颈癌在发展中国家的发病率和死亡率远高于发达国家，新发宫颈癌的平均年龄降低，有年轻化趋势，在我国宫颈癌发病患者以 40~50 岁为最多，60~70 岁是发病的又一高峰年龄段，20 岁以下患者少见。

宫颈癌是影响全球女性健康的第 4 位高发癌症，也是我国女性的第 6 位高发癌症。造成宫颈癌发生的因素多种多样，其中包括过早发生性生活、早婚、早育、多产、密产及性生活紊乱等，但最为主要的发病原因是人乳头状瘤病毒（HPV）感染，HPV 感染是宫颈癌发病的必要病因。HPV 是一种小的嗜上皮 DNA 病毒，按 DNA 同源性的差异来分类，有 100 多种，其可以引起多部位的肿瘤，特别是生殖系统肿瘤。根据其对机体的影响 HPV 分为高危型和低危型，HPV-16、HPV-18、HPV-31 和 HPV-45 属于高危型，整合于细胞基因组中与宫颈癌的发生有关。既往研究表明，通过预防性接种宫颈癌疫苗可对宫颈癌进行有效一级预防，而依托筛查和早诊早治的二级预防也已取得明显成效。近年来，我国的宫颈癌防控取得显著成效，已有 4 种预防性 HPV 疫苗获批上市，包括我国自主研发的预防性双价 HPV 疫苗。多种宫颈癌筛查技术成效显著，筛查方案愈加成熟，多种 HPV 疫苗成功上市。宫颈癌也被誉为可能成为人类通过注射疫苗和二级预防消除的第一种癌症。

宫颈癌的治疗包括手术和同期放疗、化疗，包括以顺铂为基础的化疗和近距离放疗、靶向治疗、免疫治疗等。目前，宫颈癌的西医治疗手段所带来的弊端引起人们的广泛关注，而中医学在治疗宫颈癌方面的优势日益突出，以其显著的疗效而获得了重视。

在历代中医古籍中并无"宫颈癌"这一病名，但对于宫颈癌的认识及诊断施治在古籍中早有论述，将其归属于"癥瘕""崩漏""带下病"等范畴。《素问·骨空论》记载："任脉为病，女子带下瘕聚。"《妇人大全良方》记载："若乘外邪而合阴阳，则小腹胸胁腰背相引而痛……则生瘕矣。"《千金要方》曰："妇人崩中漏下，赤白青黑，腐臭不可近，令人面黑无颜色，皮骨相连，月经失度，往来无常……阴中肿如有疮之状。"本病病位在胞宫子门，与冲、任、督三脉直接相关，涉及肝、脾、肾三脏，病性为虚实夹杂、正虚邪实，病因多与外邪、劳逸、情志、饮食等有关，从而导致脏腑气血失调、冲任受损，气滞、血瘀、痰湿、毒邪侵袭少腹、胞中，相互搏结，日久积结不解而成。

第二节 ※ 255 例宫颈癌基本情况分析

笔者从"肿瘤临床诊疗与患者管理一体化平台"系统中整理出自2018 年 1 月至 2021 年 12 月于河南中医药大学第一附属医院门诊及河南中医药大学第三附属医院门诊就诊的宫颈癌患者共 255 例，累计就诊频次为 849 次。就诊患者年龄最小的 29 岁，最大的 80 岁，以 51~60段围绝经期的女性最多，为 95 例，占比 37.25%；其次是 41~50 岁，为63 例，占比 24.71%；31~40 岁，为 35 例，占比 13.73%；61~70 岁，30 例，占比 11.76%。255 例患者中因放疗、化疗后出现不良反应前来就诊者最多，有 195 人，占比 76.47%；术后欲中药调理，维持巩固，预防复发者有 36 例，占比 14.12%；因年迈或经济等原因未进行手术、放疗、化疗等治疗，前来寻求中医药保守治疗者有 5 例，占比 1.96%；因手术、放疗、化疗后复发转移寻求中医治疗的患者有 19 例，占比 7.45%。

按照病理类型区分上述 255 例宫颈癌患者，其中宫颈鳞癌患者人数最多，有 218 例，占比 85.49%；宫颈腺癌患者有 34 例，占比13.33%；腺鳞癌患者有 3 例，占比 1.18%。

第三节 ※ 常用处方分析

经笔者统计整理后，宫颈癌患者在门诊治疗中共计使用 154 个处方，累计使用频次为 1 240 次。使用频率高的前 10 位方剂排序如表 13 所示。

表 13　使用频率高的前 10 位方剂

排序	方剂	频数	频率（%）
1	五苓散	120	14.13
2	四妙散	66	7.77
3	当归芍药散	65	7.65
4	薯蓣丸	59	6.94
5	八珍汤	47	5.53
6	加味防己黄芪汤	38	4.47
7	清心莲子饮	37	4.43
8	薏苡附子败酱散	34	3.86
9	理冲汤	33	3.38
10	软坚消积汤	30	3.35

一、五苓散

⊕ **方剂出处**　《伤寒论》

⊕ **原文记载**

《伤寒论·辨太阳病脉证并治第六》："太阳病，发汗后，大汗出，胃中干，烦躁不得眠，欲得饮水者，少少与饮之，令胃气和则愈。若脉浮，小便不利，微热，消渴者，以五苓散主之。胃中干而欲饮，此无水也，与水则愈，小便不利而欲饮，此蓄水也，利水则愈。同一渴而治法不同，盖由同一渴而渴之象不同，及渴之余症亦各不同也。"

《伤寒论·辨阳明病脉证并治第八》："太阳病，寸缓、关浮、尺弱，皆为虚象。其人发热汗出，复恶寒、不呕，但心下痞者，此以医下之也，误治。如其不下者，病患不恶寒而渴者，此转属阳明也。此属实邪。小便数者，大便必硬，不更衣十日，无所苦也，渴欲饮水者，少少与之，但以法救之，随症施治，不执一端。渴者与五苓散。如其渴不止，五苓散亦一法也。"

"霍乱头痛，发热，身疼痛，热多，欲饮水者，五苓散主之。此亦表里同治之法。"

方剂组成

茯苓 30g，泽泻 12g，猪苓 30g，桂枝 15g，白术 12g。

⊕ 适用证候

宫颈癌患者淋巴回流受阻而致下肢水肿属阳虚不化证。症见下肢水肿，小便不利，面色淡白，手脚发凉，舌质淡，水滑苔，脉沉。

⊕ 加减应用

本方方小力专，多合方使用。

二、四妙散

⊕ 方剂出处 《成方便读》

⊕ 原文记载

《成方便读·卷三》："二妙丸苍术、黄柏各等分。治湿热盛于下焦而成痿证者。夫痿者，萎也，有软弱不振之象，其病筋脉弛张，足不任地，步履歪斜，此皆湿热不攘，蕴留经络之中所致。然湿热之邪，虽盛于下，其始未尝不从脾胃而起，故治病者，必求其本，清流者，必洁其源。方中苍术辛苦而温，芳香而燥，直达中州，为燥湿强脾之主药。但病既传于下焦，又非治中可愈，故以黄柏苦寒下降之品，入肝肾直清下焦之湿热，标本并治，中下两宣。如邪气盛而正不虚者，即可用之。本方加牛膝，为三妙丸。以邪之所凑，其气必虚，若肝肾不虚，湿热决不流入筋骨。牛膝补肝肾，强筋骨，领苍术、黄柏入下焦而祛湿热也。再加苡仁，为四妙丸。因《内经》有云：治痿独取阳明。阳明者，主润宗筋，宗筋主束筋骨而利机关也。苡仁独入阳明，祛湿热而利筋骨，故四味合而用之，为治痿之妙药也。"

方剂组成

黄柏 6g，苍术 15g，川牛膝 15g，薏苡仁 30g。

⊕ 适用证候

宫颈癌患者属下焦湿热证。症见白带色黄、质黏稠、气味臭秽，经血色深，口渴欲饮，舌红，苔黄，脉滑数。

⊕ 加减应用

本方多作为合方应用，见下焦湿热证即可。

三、当归芍药散

⊕ 方剂出处　《金匮要略》

⊕ 原文记载

《金匮要略·妇人妊娠病脉证并治第二十》："妇人怀妊，腹中疠痛，当归芍药散主之。"

《金匮要略·妇人杂病脉证并治第二十二》："妇人腹中诸疾痛，当归芍药散主之。"

《岳美中医案集》："此方之证，腹中挛急而痛，或上迫心下及胸，或小便有不利，痛时或不能俯仰。腹诊：脐旁拘挛疼痛，有的推右则移于左，推左则移于右，腹中如有物而非块，属血与水停滞。方中芎、归、芍药和血舒肝，益血之虚；苓、术、泽泻运脾胜湿，除水之气。方中多用芍药，芍药专主拘挛，取其缓解腹中急痛。合用之，既疏瘀滞之血，又散郁蓄之水。服后小便或如血色，大便或有下水者，系药中病，是佳兆，应坚持多服之。"

《金匮要略论注》："痛者，绵绵而痛，不若寒疝之绞痛，血气之刺痛也。乃正气不足，使阴得乘阳，而水气胜土，脾郁不伸，郁而求伸，土气不调，则痛而绵绵矣。故以归、芍养血，苓、术扶脾，泽泻泻其有余之旧水，芎畅其欲遂之血气。不用黄芩，痛因虚则稍挟寒也。然不用热药，原非大寒，正气充则微寒自去耳。"

方剂组成

当归 30g，芍药 12g，茯苓 30g，白术 12g，泽泻 12g，川芎 12g。

⊕ **适用证候**

宫颈癌患者属肝郁脾虚证。症见腹中拘急、绵绵作痛，轻微水肿，伴心情抑郁，闷闷不乐，胁肋不适，食少倦怠，便溏，舌淡，苔薄，脉沉缓等。

⊕ **加减应用**

腹痛者，加延胡索、醋香附行气止痛；纳差者，加砂仁、白豆蔻行气开胃；水肿者，加猪苓、泽兰利水消肿。

四、薯蓣丸

⊕ **方剂出处** 《金匮要略》

⊕ 原文记载

《金匮要略·血痹虚劳病脉证并治第六》："虚劳诸不足，风气百疾，薯蓣丸主之。"

《太平惠民和剂局方·卷五》："诸虚百损，五劳七伤，肢体沉重，骨节酸疼，心中烦悸，唇口干燥，面体少色，情思不乐，咳嗽喘乏，伤血动血，夜多异梦，盗汗失精，腰背强痛，脐腹弦急，嗜卧少气，喜惊多忘，饮食减少，肌肉瘦瘁。又治风虚头目眩晕，心神不宁，及病后气不复常，渐成劳损。久服补诸不足，愈风气百疾。"

《旧唐书·张文仲传》："张文仲，洛州洛阳人也……文仲集当时名医，共撰疗风气诸方……风状百二十四，气状八十。"

方剂组成

山药 30g，太子参 30g，茯苓 30g，白术 12g，当归 30g，炒白芍 12g，熟地黄 30g，川芎 12g，桂枝 12g，防风 6g，柴胡 6g，干姜 10g，炒杏仁 12g，桔梗 10g，白蔹 12g，麦门冬 30g，炒神曲 15g，炙甘草 6g。

⊕ 适用证候

宫颈癌患者出现明显的虚劳症状，属气、血、阳气亏虚证。症见体瘦，神倦乏力，形疲面萎，畏寒，多汗恶风，偶有低热，自觉口中无味，纳差，大便稀溏。或手术后气血大伤，身体虚弱者。舌淡白，苔薄少，脉沉细。

⊕ 加减应用

口干者，加石斛、南沙参、北沙参益气养阴；汗多者，加浮小麦、煅牡蛎固表止汗；正虚不甚者，加三棱、莪术、僵蚕软坚散结。

五、八珍汤

⊕ **方剂出处** 《瑞竹堂经验方》

原文记载

《瑞竹堂经验方·卷四》："脐腹疼痛，全不思食，脏腑怯弱，泄泻，小腹坚痛，时作寒热。"

《医方考·卷三》："血气俱虚者，此方主之。人之身，气血而已。气者百骸之父，血者百骸之母，不可使其失养者也。是方也，人参、白术、茯苓、甘草，甘温之品也，所以补气！当归、川芎、芍药、地黄，质润之品也，所以补血。气旺则百骸资之以生，血旺则百骸资之以养。形体既充，则百邪不入，故人乐有药饵焉。"

方剂组成

人参15g（或党参30~60g），白术15g，茯苓30g，当归30g，川芎12g，白芍12g，熟地黄30g，炙甘草9g。

⊕ **适用证候**

宫颈癌患者属气血两虚证。症见术后气血大伤，正气大虚，消瘦明显，面色苍白，头晕目眩，四肢倦怠，气短懒言，纳食减少，或化疗后骨髓抑制严重，乏力，血象较低；或舌淡苔薄白，脉细弱或虚大无力。

⊕ **加减应用**

血虚明显者，加阿胶、鹿角胶补血养血，或加黄芪、肉桂取十全大补之义；恶心者，加生姜、姜竹茹降逆止呕，酌加柴胡、木香等理气，以防补而壅滞。

六、加味防己黄芪汤

⊕ 方剂出处 《金匮要略》

⊕ 原文记载

《金匮要略》："风湿，脉浮，身重，汗出恶风，防己黄芪汤主之。"

"风水脉浮身重，汗出恶风者，防己黄芪汤主之，腹痛者加芍药。"

《外台秘要》："（防己黄芪汤）治风水，脉浮为在表，其人或头汗出，表无他病，病者但下重，从腰以上为和，腰以下当肿及阴，难以屈伸。"

《金匮发微》："脉浮为风，身重为湿，汗出恶风，为表气虚。此为卫不与营和之证。方用防己泄热，黄芪助表气托汗而畅行，白术燥湿，炙甘草补中。此也是桂枝汤助脾阳汗出肌腠之意也。"

方剂组成

防己 12g，黄芪 30g，白术 12g，桂枝 15g，半夏 12g，陈皮 12g，茯苓 30g，柴胡 9g，桑枝 12g，泽泻 12g，鸡血藤 30g，泽兰 12g，三棱 15g，莪术 15g，地龙 12g，炙甘草 6g。

⊕ 适用证候

宫颈癌患者下肢淋巴水肿属气虚证。症见下肢水肿，肿势不显，伴神疲乏力，倦怠，纳差，小便不利，舌淡，苔薄，脉沉。

⊕ 加减应用

乏力重者，加党参、太子参健脾益气；小便不利者，加灯心草、木通通利小便；纳差者，加鸡内金、焦三仙健脾开胃。

七、清心莲子饮

⊕ **方剂出处**　《太平惠民和剂局方》

⊕ **原文记载**

《太平惠民和剂局方·卷五》："清心莲子饮，治心中蓄积，时常烦躁，而因思虑劳力，忧愁抑郁，是致小便白浊，或有沙膜，夜梦走泄，遗沥涩痛，便赤如血，或因酒色过度，上盛下虚，心火炎上，肺金受克，口舌干燥，渐成消渴，睡卧不安，四肢倦怠，男子五淋，妇人带下赤白，及病后气不收敛，阳浮于外，五心烦热。药性温平，不冷不热，常服清心养神，秘精补虚，滋润肠胃，调顺气血。"

《医宗金鉴·卷四十一》："赤浊带下属热者，宜用清心莲子饮。"

《景岳全书》："一男子玉茎肿痛，小便如淋，自汗甚苦，时或溺血少许，尺脉洪数，按之则涩，先用清心莲子饮加牛膝、山栀、黄柏、知母、柴胡，数剂少愈，更以滋肾丸一剂而瘳。"

> **方剂组成**
>
> 人参 10g（或西洋参 30g），莲子肉 9g，黄芪 30g，柴胡 9g，茯苓 30g，黄芩 6g，麦门冬 30g，地骨皮 30g，炙甘草 6g，车前子 12g。

⊕ **适用证候**

宫颈癌患者出现放疗后不良反应属气阴两虚证。症见放射性膀胱炎，口舌干燥，烦躁发热，小便频数、灼热甚者小便带血，舌尖红，苔薄黄，脉弦细。

⊕ **加减应用**

口干者，加石斛、玉竹养阴生津；小便带血者，加仙鹤草、黄芩炭固涩止血；小便灼热者，加灯心草、泽泻泻热通淋。

八、薏苡附子败酱散

⊕ **方剂出处** 《伤寒论》

⊕ **原文记载**

《伤寒论》："肠痈之为病，其身甲错，腹皮急，按之濡，如肿状，腹无积聚，身无热，脉数，此为肠内有痈脓，薏苡附子败酱散主之。"

《张氏医通》："用薏苡附子败酱散……即内经肾移寒于脾。则为痈脓是也。"

《医宗金鉴》："系肠内阴冷。"

方剂组成

制附子12g（先煎），败酱草30g，薏苡仁30g。

⊕ **适用证候**

宫颈癌患者属阳虚脓成证。症见阴道异常排液、气味腥臭有如痈脓，腹痛隐隐，喜温喜按，神疲乏力，四肢冰凉，面色淡白，精神不振，小便频数，食欲低下，舌暗红有瘀斑瘀点，脉弦涩。

⊕ **加减应用**

本方药简力专，多合方而用，可与本方中加皂角刺、黄芪排脓祛腐，引邪外出。

九、理冲汤

⊕ **方剂出处** 《医学衷中参西录》

⊕ **原文记载**

《医学衷中参西录》："治妇女经闭不行或产后恶露不尽，结为癥瘕，以致阴虚作热，阳虚作冷，食少劳嗽，虚证沓来。服此汤十余剂后，虚证自退，三十剂后，瘀血可尽消。亦治室女月闭血枯。并治男子劳瘵，一切脏腑癥瘕、积聚、气郁、脾弱、满闷、痞胀，不能饮食。"

方剂组成

党参 30g（严重虚弱者 60~90g），黄芪 30g（严重虚弱者 60~90g），山药 30g，三棱 30g，莪术 30g，鸡内金 30g，知母 15g，天花粉 30g。

⊕ 适用证候

宫颈癌患者属气虚有积证。症见乏力，体虚，纳少，腹痛，痛处固定不移，夜间加重，舌淡暗有瘀斑，脉弦涩。

⊕ 加减应用

乏力明显者，加重党参、黄芪用量；瘀结较重者，加僵蚕、全蝎、蜈蚣等化瘀散结；纳差者，加焦三仙健脾开胃。

十、软坚消积汤

⊕ 方剂出处　自拟方

方剂组成

海藻 30g，柴胡 12g，白芥子 12g，牡蛎 30g，泽兰 12g，夏枯草 30g，桃仁 12g，红花 12g，王不留行 6g，路路通 6g，蜈蚣 3g，丹参 12g，僵蚕 10g。

⊕ 适用证候

宫颈癌属痰瘀互结证。症见腹中肿块，质地坚硬，疼痛不著，余症不明显，纳食可，二便正常；或宫颈癌淋巴转移，转移淋巴结肿大坚硬，推之不移。舌淡红有瘀斑，苔薄，脉沉弦。

⊕ **加减应用**

结块明显且正虚不甚者，加全蝎、水蛭等虫类药软坚散结；体虚者，加党参、黄芪益气扶正；疼痛者，加制乳香、制没药化瘀止痛。

第四节 ※ 临床诊治心悟

近些年随着现代医学的进步，宫颈癌治疗手段也越来越多，伴随治疗产生的一系列并发症也越来越多，在笔者门诊接诊的宫颈癌患者中，绝大多数是因经过手术、放疗、化疗后出现不良反应，这部分患者占比达 76.47%，这些不良反应严重影响患者的生活质量。通过中医中药辨证治疗，大部分患者可以得到缓解或消除，并且通过中医药的巩固治疗，延长了患者的生存时间，现与同道分享笔者对于宫颈癌的诊治体会。

一、益肾健脾、利湿解毒为治疗大法

宫颈癌的直接病位在女子胞，间接病位随病程发展、伴发症状及患者体质不同而涉及肺、肝、脾、肾，病机为湿、热、瘀、痰、毒互结下焦导致冲任失调，发为此病。此外，笔者在临床中发现，晚期宫颈癌的主要症状除带下异常、阴道异常出血之外，多伴随因肿瘤压迫导致的二便不畅、因淋巴结清扫而致的下肢水肿，反而是患者最痛苦的症状。此为下焦气滞，致气闭、水停于下，治疗时不仅要注重祛湿、清热、消瘀、化痰、解毒，还应兼顾理气、开闭、行水。常用方剂有五苓散、四妙散、当归芍药散等，常用的药物种类有补虚药、清热药、利水渗湿药、解表药、活血化瘀药，代表药物分别为当归、白芍，夏枯草、黄连，茯苓、泽泻，蝉蜕、升麻，川芎、川牛膝等。临证时重视患者主症，先解决患者最痛苦的症状，后续逐步深入，攻克病邪，祛除体内湿热瘀毒之邪。

二、坚持治疗、定期复查预防复发为目标

来寻求中医药治疗的宫颈癌患者大多经历过或正在经历手术、放疗、化疗等治疗，湿、热、瘀、痰、毒等病邪尚未完全祛除，而正气已伤，脾肾已损，气血已虚，此时当以固护脾肾之本为主，使气血得以生化有源，以复正气，选药也应多层次递进，加砂仁、木香、白豆蔻等行气和胃之品，先理气畅通脾胃；加菟丝子、桑寄生、生地黄、熟地黄、山茱萸、白术、山药、茯苓等补肾健脾之品固本护元。此外，湿热瘀毒之邪未除，又当佐以清热、除湿、化瘀、解毒之法，视患者病邪之深浅多少，灵活选用合适药物，如患者术后气血大虚者使用人参，体质尚可者使用党参或太子参，气虚伴虚热之象使用西洋参，下焦湿热使用黄柏、黄芩等，热重加苦参，热重兼毒邪加半枝莲、白花蛇舌草等，选方用药根据患者实际情况为主。

现代医学的手术、放疗、化疗等治疗手段，对宫颈癌病灶的短期消除作用明显。其缺点在于只着眼于局部病灶及上述治疗的副作用。虽然局部瘤灶缩小或消失了，但机体内环境的紊乱并没有纠正。同时化疗造成的骨髓抑制，放疗造成的放射性直肠炎，手术造成的淋巴回流、下肢水肿等一系列并发症，对患者造成极大的伤害，苦不堪言。中医药可以有效减轻或缓解以上不良症状。如骨髓抑制多补肾健脾、补气养血为主，选方如十全大补汤、地黄饮子等；放射性直肠炎以健脾祛湿、清热解毒为主，选方如仙鹤草汤、地榆汤、新加四妙散等；淋巴水肿前期以温阳祛湿利水为主，选方如五苓散、加味防己黄芪汤、鸡鸣散等，后期以益气化瘀为主，选方如身痛逐瘀汤等。同时，还要定期复查检测，经过中医药辨证治疗，大多数均能获得较好的疗效。

诊治宫颈癌医案

张某某，女，生于 1982 年 6 月，河南省商丘市人。从 2018 年 2 月开始出现白带量较前增多，伴有腰酸及双下肢疼痛。去当地医院查彩超提示：盆腔少量积液，子宫颈体增大，回声不均匀。查 HPU-DNA 分型示 HPV-16 高危型；TCH 示高级别鳞状上皮内病变。随后经郑州大学某附属医院详细检查，确诊为宫颈癌。并于同年 3 月 15 日行"腹腔镜下盆腔淋巴结清扫术＋腹主动脉旁淋巴结清扫术＋双侧卵巢移位术＋盆腔粘连松解术"。病理检查示：子宫颈鳞状细胞癌，淋巴结未见转移。手术后又放射治疗 32 次。患者自己感到手术切除了肿瘤，又加上放射治疗，应该没问题了，但没有想到又突然出现腹泻，肛门下坠，里急后重，双下肢酸沉麻木，非常痛苦。随即找原来给其做治疗的医生看病。医生诊断是放射性直肠炎，该院暂无较佳的治疗措施建议患者寻求中医医生进行中药治疗。

2018 年 5 月 15 日初诊：主要症状是腹泻，每日 5~7 次，肛门下坠，里急后重，排气后腹部稍舒服；双下肢酸沉，麻木；食欲和睡眠都很差，小便正常；舌体胖大，边有齿痕，苔腻，脉沉。

西医诊断： 子宫颈鳞状细胞癌术后，放疗后。

中医辨证： 脾虚下陷，湿毒蕴结。

治法： 健脾益气，利湿解毒。

方名： 补中益气汤合芍药汤加减。

处方：	党参 30g，黄芪 15g，当归 30g，陈皮 12g，炒白术 30g，升麻 20g，柴胡 6g，白芍 12g，槟榔 6g，大黄 3g，黄芩 3g，黄连 3g，肉桂 6g，木香 3g，炙甘草 6g，生姜 6g。
煎服法：	14 剂。水煎服，每日 1 剂，每剂头煎、二煎共取药汁 400mL，混合后分 2 次服，即上午 10 时，下午 4 时服药，每次 200mL。

2018 年 6 月 5 日二诊：服上方后腹泻减轻，大便每日 3~4 次，肛门下坠、里急后重均明显缓解。仍感双下肢酸沉，会阴部肿胀，睡眠很差，尿急，尿道疼痛；舌体胖大，边有齿痕，苔薄腻，脉沉。上方加炒酸酸枣仁 30g，夜交藤 15g，桂枝 15g，防己 15g，车前子 15g。21 剂，煎服法同前。

2018 年 6 月 26 日三诊：大便每日 2 次左右，肛门下坠、里急后重基本缓解。双下肢酸沉明显缓解，阴道分泌物增多，会阴部肿胀减轻，食欲好转，睡眠改善；舌淡红，苔薄白，脉沉。

二诊方去防己、槟榔、黄连、肉桂，加猪苓 30g，白芷 6g、薏苡仁 30g。30 剂，煎服法同前。

按语

该患者因白带异常增多，伴腰酸及双下肢疼痛而就诊，完善相关检查后，确诊为子宫颈鳞状细胞癌。诊断明确后立即行手术治疗，术后又进行放射治疗，因出现放射性直肠炎的相关症状转寻中医治疗。结合患者的病史，该患者出现的腹泻、肛门下坠、里急后重等症状是因放射热毒损伤肠道所致。患者身重乏力、食欲不振、双下肢酸沉、会阴部肿胀等，考虑为气血亏虚，气虚下陷，脏腑失养。治疗选用具有补气健脾，升阳益胃的补中益气汤合具有清热燥湿，厚肠止利的芍药汤加减治疗。

补中益气汤出自《内外伤辨惑论》。方中黄芪补中益气，升阳举陷；党参、白术、炙甘草补气健脾；当归养血和营；柴胡、升麻升阳举陷；陈皮理气和胃，使补药不滞。

芍药汤出自《素问·病机气宜保命集》。方中黄芩、黄连清热燥湿解毒；白芍缓急止痛，养血和营；当归养血活血；槟榔、大黄、木香行气清肠导滞；肉桂防黄连、黄芩、大黄过寒伤胃；加生姜和胃止呕。

患者经过上方治疗后，腹泻、里急后重、肛门下坠的症状很快缓解。在治疗过程中，针对兼证加减用药，如患者睡眠差加炒酸枣仁、夜交藤以养心安神；下肢酸沉，会阴肿胀加用防己、桂枝、车前子温经利水消肿。患者体质逐渐恢复，精神好转。此后在顾护正气的同时，又选用猪苓、白芷、薏苡仁以解毒利湿，清理下焦湿毒。经过一段中药治疗后，患者不适症状逐渐好转，取得满意临床效果。

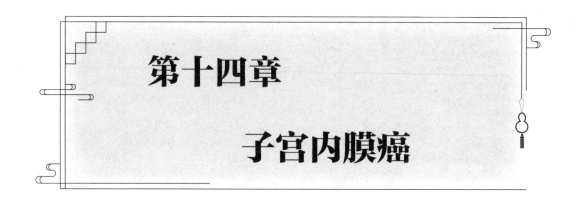

第一节 ※ 概　述

　　子宫内膜癌是发生于子宫内膜的一组上皮性恶性肿瘤，好发于围绝经期和绝经后女性，主要临床表现是不规则的阴道出血和排液，是最常见的女性生殖系统肿瘤之一。据 2019 年国家癌症中心统计，中国子宫内膜癌发病率为 10.28/10 万，死亡率为 1.9/10 万。约 70% 的子宫内膜癌诊断时，肿瘤局限于子宫体，属临床早期，预后较好。其预后还与患者发病年龄、分期、肿瘤的分化程度、病理学类型有关，高龄、分期晚、低分化的患者预后更差。就病理类型来讲，子宫内膜癌分为Ⅰ型和Ⅱ型，Ⅰ型为雌激素依赖型，占子宫内膜癌的 80%~90%，预后相对较好；Ⅱ型为非激素依赖型，主要包括浆液性子宫内膜癌、透明细胞癌和癌肉瘤等，发病率低，但病死率高，预后不良。

　　年龄是子宫内膜癌发生的独立高危因素，多发生于 50 岁以上女性，高峰年龄为 50~59 岁，中国平均发病年龄为 55 岁。未生育者和患有高血压、肥胖、糖尿病、多囊卵巢综合征者均是子宫内膜癌的高危因素，月经初潮年龄晚、胎次增加、激素类避孕药的使用与子宫内膜癌的风险呈负相关。

子宫内膜癌的主要治疗手段为手术和放疗、化疗。近年来，靶向治疗和免疫治疗在晚期和复发转移的子宫内膜癌中显示出良好的疗效，但是也有不可忽视的毒副作用及不良反应。中医药在辅助西医抗肿瘤治疗、减轻不良反应、缓解患者临床症状等方面发挥着越来越重要的作用。

中医历代典籍中并无"子宫内膜癌"这一病名，根据其临床症状将其归属于"癥瘕""崩漏""五色带"等疾病的范畴，"崩"首见于《内经》，如"阴虚阳搏谓之崩""少阳司天之政，初之气……其病血崩"。中医认为，子宫内膜癌的发病与先天禀赋不足有关，素体虚弱，肝脾肾亏损，加上内伤七情，脾肾虚损，肝郁脾虚，脾气虚运化水液不及，水湿内蕴，积久郁热，肝气郁结，气机不畅，气滞血瘀，痰、湿、热蕴结，流注下焦，蕴于带脉之间，伤及冲任二脉，日久积于腹中，逢邪毒乘虚而入，聚于胞宫，发为此病，以脏腑虚损为本，痰浊湿热瘀血为标，属本虚标实之证。

第二节 ※ 74 例子宫内膜癌基本情况分析

笔者从"肿瘤临床诊疗与患者管理一体化平台"系统中整理出自 2018 年 1 月至 2021 年 12 月于河南中医药大学第一附属医院门诊及河南中医药大学第三附属医院门诊就诊的子宫内膜癌患者共 72 例，累计就诊频次为 230 次。就诊患者年龄最小的 28 岁，最大的 87 岁，年龄在 51~60 岁的患者人数最多，为 34 例，占比 47.22%；41~50 岁，为 16 例，占比 22.22%；61~70 岁，为 9 例，占比 12.50%；31~40 岁，为 4 例，占比 5.56%。72 例患者中因放疗、化疗后不良反应前来就诊者最多，有 54 人，占比 75%；术后欲中药调理，维持巩固，预防复发者有 13 例，占比 18.06%；因自身原因不能进行手术、放疗、化疗等治疗，前来寻求中医药保守治疗者有 5 例，占比 6.94%。72 例患者中，有 26 例患者病理类型登记不明确，剩余 46 例患者中，子宫内膜样腺癌 41 例，占比 89.13%；肉瘤 5 例，占比 10.87%。

第三节 ※ 常用处方分析

经笔者统计整理后，子宫内膜癌患者在门诊治疗中共计使用 88 个处方，累计使用 347 次。使用频率高的前 10 位方剂排序如表 14 所示。

表 14　使用频率高的前 10 位方剂

排序	方剂	频数	频率（%）
1	当归芍药散	31	13.48
2	五苓散	26	11.30
3	四妙散	23	10.00
4	薯蓣丸	18	7.83
5	理冲汤	15	6.52
6	八珍汤	14	6.09
7	镇静安神颗粒	13	5.65
8	十全大补汤	12	5.22
9	独活寄生汤	9	3.91
10	薏苡附子败酱散	7	3.04

一、当归芍药散

方剂出处 《金匮要略》

原文记载

《金匮要略·妇人妊娠病脉证并证第二十》："妇人怀妊，腹中疠痛，当归芍药散主之。"

《金匮要略·妇人杂病脉证并治第二十二》："妇人腹中诸疾痛，当归芍药散主之。"

《岳美中医案集》："此方之证，腹中挛急而痛，或上迫心下及胸，或小便有不利，痛时或不能俯仰。腹诊：脐旁拘挛疼痛，有的推右则移于左，推左则移于右，腹中如有物而非块，属血与水停滞。方中芎、归、芍药和血舒肝，益血之虚；苓、术、泽泻运脾胜湿，除水之气。方中多用芍药，芍药专主拘挛，取其缓解腹中急痛。合用之，既疏瘀滞之血，又散郁蓄之水。服后小便或如血色，大便或有下水者，系药中病，是佳兆，应坚持多服之。"

《金匮要略论注》："痛者，绵绵而痛，不若寒疝之绞痛，血气之刺痛也。乃正气不足，使阴得乘阳，而水气胜土，脾郁不伸，郁而求伸，土气不调，则痛而绵绵矣。故以归、芍养血，苓、术扶脾，泽泻泻其有余之旧水，芎畅其欲遂之血气。不用黄芩，痛因虚则稍挟寒也。然不用热药，原非大寒，正气充则微寒自去耳。"

方剂组成

当归 30g，芍药 12g，茯苓 30g，白术 12g，泽泻 12g，川芎 12g。

⊕ **适用证候**

子宫内膜癌患者属肝郁脾虚证。症见腹部隐痛，肢体酸痛，疲倦乏力，感觉异常（冷、热、麻、胀），大便黏腻，小便不畅，心情抑郁，闷闷不乐，伴见食少倦怠，舌淡苔腻，脉濡缓。

⊕ **加减应用**

乏力者，加黄芪、太子参健脾益气；情志不畅者，加柴胡、玫瑰花疏肝解郁；四肢麻木者，加鸡血藤、络石藤、桑枝等疏通经络气血。

二、五苓散

⊕ **方剂出处**　《伤寒论》

⊕ **原文记载**

《伤寒论·辨太阳病脉证并治第六》："太阳病，发汗后，大汗出，胃中干，烦躁不得眠，欲得饮水者，少少与饮之，令胃气和则愈。若脉浮，小便不利，微热，消渴者，以五苓散主之。胃中干而欲饮，此无水也，与水则愈，小便不利而欲饮，此蓄水也，利水则愈。同一渴而治法不同，盖由同一渴而渴之象不同，及渴之余症亦各不同也。"

"发汗已，脉浮数，烦渴者，五苓散主之。汗不尽，则有留饮。"

"中风发热，六七日不解、而烦，有表里证，渴欲饮水，水入则吐者，名曰水逆，胸中有水，则不能容水矣。五苓散主之。桂枝治表，余四味治里。多饮暖水汗出愈，表里俱到。"

《伤寒论·辨阳明病脉证并治第八》："太阳病，寸缓、关浮、尺弱，皆为虚象。其人发热汗出，复恶寒、不呕，但心下痞者，此以医下之也。如其不下者，病患不恶寒而渴者，此转属阳明也。此属实邪。小便数者，大便必硬，不更衣十日，无所苦也，渴欲饮水者，少少与之，但以法救之，随症施治，不执一端。渴者与五苓散。如其渴不止，五苓散亦一法也。"

"霍乱头痛，发热，身疼痛，热多，欲饮水者，五苓散主之。此亦表里同治之法。"

方剂组成

茯苓 30g，泽泻 12g，猪苓 30g，桂枝 15g，白术 12g。

⊙ **适用证候**

子宫内膜癌患者淋巴结清扫后出现下肢水肿证。症见倦怠乏力，面色淡白，小便不利，下肢肿胀，口渴喜饮，舌淡白，苔滑，脉沉。

⊙ **加减应用**

本方温阳化气利水，多合方而用。

三、四妙散

⊙ **方剂出处** 《成方便读》

⊙ **原文记载**

《成方便读·卷三》："二妙丸苍术、黄柏各等分。治湿热盛于下焦而成痿证者。夫痿者，萎也，有软弱不振之象，其病筋脉弛张，足不任地，步履歪斜，此皆湿热不攘，蕴留经络之中所致。然湿热之邪，虽盛于下，其始未尝不从脾胃而起，故治病者，必求其本，清流者，必洁其源。方中苍术辛苦而温，芳香而燥，直达中州，为燥湿强脾之主药。但病既传于下焦，又非治中可愈，故以黄柏苦寒下降之品，入肝肾直清下焦之湿热，标本并治，中下两宣。如邪气盛而正不虚者，即可用之。本方加牛膝，为三妙丸。以邪之所凑，其气必虚，若肝肾不虚，湿热决不流入筋骨。牛膝补肝肾，强筋骨，领苍术、黄柏入下焦而祛湿热也。再加苡仁，为四妙丸。因《内经》有云：治痿独取阳明。阳明者，主润宗筋，宗筋主束筋骨而利机关也。苡仁独入阳明，祛湿热而利筋骨，故四味合而用之，为治痿之妙药也。"

> **方剂组成**
>
> 黄柏 6g，苍术 15g，川牛膝 30g，薏苡仁 30g。

⊕ 适用证候

子宫内膜癌患者属下焦湿热证。症见白带色黄、质黏稠、气味臭秽，阴道异常出血，色深，气味腥臭，口渴欲饮，舌红，苔黄，脉滑数。

⊕ 加减应用

本方多作为合方应用，见下焦湿热证即可。

四、薯蓣丸

⊕ 方剂出处　《金匮要略》

⊕ 原文记载

《金匮要略·血痹虚劳病脉证并治第六》："虚劳诸不足，风气百疾，薯蓣丸主之。"

《太平惠民和剂局方·卷五》："诸虚百损，五劳七伤，肢体沉重，骨节酸疼，心中烦悸，唇口干燥，面体少色，情思不乐，咳嗽喘乏，伤血动气，夜多异梦，盗汗失精，腰背强痛，脐腹弦急，嗜卧少气，喜惊多忘，饮食减少，肌肉瘦瘁。又治风虚，头目眩晕，心神不宁，及病后气不复常，渐成劳损。久服补诸不足，愈风气百疾。"

《旧唐书·张文仲传》："张文仲，洛州洛阳人也……文仲集当时名医，共撰疗风气诸方……风状百二十四，气状八十。"

方剂组成

山药 30g，太子参 30g，茯苓 30g，白术 12g，当归 30g，
炒白芍 12g，熟地黄 30g，川芎 12g，桂枝 12g，防风 6g，
柴胡 6g，干姜 6g，炒杏仁 12g，桔梗 10g，白蔹 12g，麦
门冬 30g，炒神曲 15g，炙甘草 6g。

⊕ 适用证候

子宫内膜癌患者出现明显的虚劳症状，属气、血、阳气亏虚证，
或手术后气血大伤，身体虚弱。症见体瘦，神倦乏力，形疲面萎，畏寒，
多汗恶风，偶有低热，自觉口中无味，纳差，大便稀溏；舌淡白，苔薄少，
脉沉细。

⊕ 加减应用

阴伤者，加玉竹、南沙参、北沙参滋阴生津；汗多者，加浮小麦、
黄芪固表止汗；纳差者，加莱菔子、鸡内金健脾消食；血虚重者，加阿胶、
鹿角胶养血填精。

五、理冲汤

⊕ 方剂出处　《医学衷中参西录》

⊕ 原文记载

《医学衷中参西录》："治妇女经闭不行或产后恶露不尽，结为
癥瘕，以致阴虚作热，阳虚作冷，食少劳嗽，虚证沓来。服此汤十余剂后，
虚证自退，三十剂后，瘀血可尽消。亦治室女月闭血枯。并治男子劳瘵，
一切脏腑癥瘕、积聚、气郁、脾弱、满闷、痞胀，不能饮食。"

方剂组成

党参 30g（可增加为 60~120g），黄芪 30g（可增加为 60~120g），山药 30g，三棱 30g，莪术 30g，鸡内金 30g，知母 15g，天花粉 30g。

⊕ 适用证候

子宫内膜癌患者属气虚夹积证。症见体虚倦怠，纳少，腹内积聚肿块，腹痛隐隐、喜按，痛处固定不移，夜间加重，舌淡暗有瘀斑，脉弦涩。

⊕ 加减应用

疼痛者，加延胡索行气止痛；乏力明显者，加重党参、黄芪用量；瘀结较重者，加僵蚕、全蝎、蜈蚣等化瘀散结；纳差者，加焦三仙健脾开胃。

六、八珍汤

⊕ 方剂出处　《瑞竹堂经验方》

⊕ 原文记载

《瑞竹堂经验方·卷四》："脐腹疼痛，全不思食，脏腑怯弱，泄泻，小腹坚痛，时作寒热。"

《医方考·卷三》："血气俱虚者，此方主之。人之身，气血而已。气者百骸之父，血者百骸之母，不可使其失养者也。是方也，人参、白术、茯苓、甘草，甘温之品也，所以补气。当归、川芎、芍药、地黄，质润之品也，所以补血。气旺则百骸资之以生，血旺则百骸资之以养。形体既充，则百邪不入，故人乐有药饵焉。"

方剂组成

人参 15g（或党参 30~60g），白术 15g，茯苓 30g，当归 30g，川芎 12g，白芍 12g，熟地黄 30g，炙甘草 9g。

⊕ **适用证候**

子宫内膜癌患者属气血两虚证。症见术后气血大伤，正气大虚；或化疗后骨髓抑制严重，症见乏力，消瘦明显，面色苍白，头晕目眩，四肢倦怠，气短懒言，纳食减少；或舌淡、苔薄白，脉细弱或虚大无力。

⊕ **加减应用**

血虚明显者，加阿胶、鹿角胶、黄精补血养血，或加黄芪、肉桂取十全大补之义，酌加柴胡、木香等理气，以防补而壅滞。

七、镇静安神颗粒

⊕ **方剂出处**　自拟方

方剂组成

牡蛎 30g，炒酸枣仁 30g，夜交藤 15g，珍珠母 30g，制远志 15g，灯心草 3g。

⊕ **适用证候**

子宫内膜癌患者伴睡眠障碍属心肝失调、神魂不舍。症见失眠心烦，焦虑难安，多梦或噩梦缠绕，神疲乏力，纳呆食少，舌淡红或淡暗，脉沉或沉弦。

⊕ **加减应用**

梦多者，加龙骨、龙齿镇静安魂；焦虑烦躁者，加合欢花、玫瑰花解郁安神；乏力者，加党参、黄芪健脾益气；心烦者，加炒栀子清心除烦。

八、十全大补汤

⊙**方剂出处** 《太平惠民和剂局方》

⊙**原文记载**

《太平惠民和剂局方》："男子、妇人诸虚不足，五劳七伤，不进饮食，久病虚损，时发潮热，气攻骨脊，拘急疼痛，夜梦遗精，面色萎黄，脚膝无力，一切病后气不如旧，忧愁思虑伤动血气，喘嗽中满，脾肾气弱，五心烦闷，并皆治之。此药性温不热，平补有效，养气育神，醒脾止渴，顺正辟邪，温暖脾肾，其效不可具述。"

《成方便读》："八珍并补气血之功，固无论矣。而又加黄芪助正气以益卫，肉桂温血脉而和营，且各药得温养之力，则补性愈足，见效愈多。非唯阳虚可温，即阴虚者亦可温，以无阳则阴无以生，故一切有形之物，皆属于阴，莫不生于春夏而杀于秋冬也。凡遇人之真阴亏损，欲成痨瘵等证，总宜以甘温之品收效。或虚之甚者，即炮姜、肉桂，亦可加于大队补药之中，自有神效。若仅以苦寒柔静，一切滋润之药，久久服之，不特阴不能生，而阳和生气，日渐丧亡，不至阳气同归于尽不止耳。每记为人治阴虚内热一证，屡用甘寒润静之剂，而热仍不退，于原方中加入炮姜五分，其热顿退，神乎其神，因录之以助学者之参悟。"

方剂组成

人参 15g（或党参 30~60g），黄芪 30~60g，当归 30g，川芎 12g，白芍 15g，熟地黄 30g，白术 12g，茯苓 30g，肉桂 9g，炙甘草 6g。

⊕ 适用证候

子宫内膜癌患者属气血阴阳亏虚证。症见久病体虚，脚膝无力，面色萎黄，精神倦怠，食欲低下，口干，舌淡、苔薄少，脉沉弱。

⊕ 加减应用

纳差者，加炒山楂、焦六曲、砂仁、豆蔻等行气开胃；肢冷形寒者，加重肉桂剂量，或加附子温补真元；气虚者，加重人参、黄芪用量；血虚者，加阿胶、鹿角胶；阴虚者，加玉竹、麦门冬、石斛。

九、独活寄生汤

⊕ 方剂出处　《备急千金要方》

⊕ 原文记载

《备急千金要方·卷八》："治腰背痛，独活寄生汤。夫腰背痛者，皆由肾气虚弱，卧冷湿地当风得之。不时速治，喜流入脚洗膝为偏枯、冷痹、缓弱疼痛，或腰痛、挛脚重痹，宜急服此方。"

《医方考·卷五》："肾气虚弱，肝脾之气袭之，令人腰膝作痛，屈伸不便，冷痹无力者，此方主之。肾，水脏也，虚则肝脾之气凑之，故令腰膝实而作痛。屈伸不便者，筋骨俱病也。"

《灵枢经》："能屈而不能伸者，病在筋；能伸而不能屈者，病在骨。故知屈伸不便，为筋骨俱病也。"

方剂组成

独活 30g，桑寄生 30g，盐杜仲 30g，怀牛膝 15g，秦艽 30g，人参 12g，当归 30g，茯苓 30g，肉桂 6g，地黄 30g，川芎 15g，细辛 3g，防风 12g，芍药 12g，甘草 6g。

⊕ 适用证候

子宫内膜癌患者骨转移属肝肾亏虚证。症见腰膝疼痛，下肢痿软，体倦乏力，手足冰凉，畏寒喜温，纳差，大便不调；舌淡，苔白，脉细弱。

⊕ 加减应用

明确骨转移者，加补骨脂、骨碎补、透骨草；乏力者、加黄芪，并加重人参用量；大便干结者，加肉苁蓉、麻子仁润肠通便；纳差者，加焦三仙健脾开胃。

十、薏苡附子败酱散

⊕ 方剂出处　《伤寒论》

⊕ 原文记载

《伤寒论》："肠痈之为病，其身甲错，腹皮急，按之濡，如肿状，腹无积聚，身无热，脉数，此为肠内有痈脓，薏苡附子败酱散主之。"

《张氏医通》："用薏苡附子败酱散……即内经肾移寒于脾。则为痈脓是也。"

《医宗金鉴》："系肠内阴冷。"

方剂组成

制附子 12g（先煎），败酱草 30g，薏苡仁 30g。

⊕ 适用证候

子宫内膜癌患者属阳虚脓成证。症见阴道异常排液，气味腥臭有如痈脓，腹痛隐隐，喜温喜按，神疲乏力，四肢冰凉，面色淡白，精神不振，小便频数，食欲低下，舌暗红有瘀斑瘀点，脉弦涩。

⊙ **加减应用**

本方药简力专，多合方而用，可与本方中加皂角刺、黄芪、人参以鼓邪外出。

第四节 ※ 临床诊治心悟

现代医学对子宫内膜癌的治疗，主要根据疾病的病变范围和组织学类型、患者年龄、身体状况等制订方案。原则是能手术切除尽量手术，术后辅助以放疗、化疗等。中医遵循辨证论治的原则，根据患者具体症状、体质类型，遣方用药，适用于各期患者，并可以结合西医治疗，用于术后恢复、放疗、化疗不良反应消除、预防复发等。中西医结合可以优势互补，在最大程度上提高患者生活质量，延长患者生存期。笔者在临床上运用中医药诊治子宫内膜癌多年，颇有感悟与同道分享。

一、肝、脾、肾失调，湿瘀下焦是发病原因

子宫内膜癌多发于绝经后女性，肾为先天之本，年岁渐长，肾气渐虚，《内经》云"七七任脉虚，太冲脉衰少，天癸竭"，肾虚为其发病之因。诸湿肿满，皆属于脾，脾主运化，在水液代谢中起枢纽作用；脾虚运化无权，则湿浊内生，湿性趋下，易袭阴位，湿性重浊黏滞，邪气缠绵难去；脾主统血，脾虚经血无摄，可致出血，脾虚为发病之关键。《临证指南医案》中指出"女子以肝为先天"，肝主藏血，与冲脉并称为血海，为经血之源，具有贮存血液、调节血量、防止出血的作用。肝主疏泄，喜条达而恶抑郁，癌症患者大多都有焦虑恐慌、忧思过度，又间接地损伤了肝脏，加重病情进展。故临证时当先调肝、脾、肾三脏；子宫内膜癌以肝、脾、肾失调为内因，又夹杂瘀血、湿浊阻滞为患。

二、调理肾、脾、肝，祛湿活瘀是治疗原则

1.重补肾　养先天之本，肾气充足则一身之元阳足。"阳气者，若天与日"，阳气充足则水湿易除，临床常用方药如五苓散温阳化气利水，金匮肾气丸直补命门之火。

2.重健脾　子宫内膜癌病位在下焦，易为湿邪所困，临床多表现为阴道异常排液、异常出血，总属湿浊之邪，故健脾祛湿至关重要，常用方药如当归芍药散健脾祛湿，气血共调、湿邪久停化热多选用四妙散清热利湿；或平素体质偏寒，湿从寒化，选用薏苡附子败酱散温阳祛湿。

3.重疏肝　气滞不通，久则成瘀，瘀水互结，病情胶着难解，且患病之后，忧虑多思，肝之疏泄不及，气郁更甚，瘀结更重，故疏肝理气为治疗常法，临证多选用柴胡、玫瑰花、合欢花、白芍、香附等药，选方如逍遥散、小柴胡汤等。

三、因人制宜，中西并重优势互补是关键

前来就诊的子宫内膜癌患者大部分为术后、放疗、化疗后出现不良反应，此类患者大都病情发现较早，体质不虚，经西医评估适合手术、放疗、化疗等。但在治疗后出现了一系列不适，如放疗属热毒之邪直中，患者多表现为口干、尿血、便血等伤阴动血之象，治疗以清热滋阴养血为主，可选槐花散、仙鹤草汤、清心莲子饮等；化疗损伤脾胃之气，患者多见恶心、呕吐等症状，治疗此类患者以健脾和胃降逆为主，可选健脾丸、旋覆代赭汤、枳实消痞丸等。有一部分患者是西医治疗后无不适症状，希望中药可以巩固疗效，预防复发，此类患者当以纠正体内阴阳气血之偏颇为主，使阴阳和合，气血通畅。还有一部分患者因年高体弱选择中药保守治疗，此类患者以扶正为主，佐以祛邪散结，可在扶正方中加白花蛇舌草、半枝莲、三棱、莪术、僵蚕、全蝎、蜈蚣等，也可配以少量散结消肿的中成药如平消片、小金胶囊等，中西医协同治疗，优势互补。

诊治子宫内膜癌医案

齐某某，女，生于 1972 年 9 月，河南新郑人。患者 2016 年 8 月出现月经量多，伴大量血块，只隔十几日又来月经，自觉身体异常，到郑州大学某附属医院做检查。彩色超声提示：子宫内膜不规则增厚；MRI 示：子宫占位；宫腔镜活检结果：子宫内膜癌变。随住院做了腹腔镜下子宫附件切除术，并做了淋巴结清扫。术后病理：子宫内膜癌，淋巴未见转移。术后患者虽然体质很虚弱，但患者及其家人都很高兴，因为终于切除了病灶，体质慢慢恢复就可以了。但没有想到的是其术后不久便出现双下肢肿胀发硬的症状，而且肿胀越来越重，走路感到腿特别沉重，非常难受。随即又去医院诊治，医生说是因为手术淋巴清扫后导致淋巴回流受阻所致，目前没有什么好办法治疗，建议找中医诊治。

2016 年 12 月 27 日初诊：患者手术后身体虚弱，头晕乏力，食欲不好，双下肢肿胀严重，早晨及上午稍轻，下午加重，走路摇摇晃晃，已经影响了生活质量；舌质淡，苔白，脉沉。

西医诊断：子宫内膜癌术后双下肢肿胀。

中医辨证：脾肾阳虚，水湿阻滞。

治法：温肾化气，益气养血，利水消肿。

方名：济生肾气丸合五苓散加味。

处方：制附子 9g，肉桂 12g，熟地黄 12g，怀山药 15g，山茱萸 30g，牡丹皮 6g，茯苓 30g，泽泻 15g，川牛膝 15g，车前子 12g，猪苓 30g，炒白术 15g，黄芪 15g，当归 30g，鸡血藤 30g，焦山楂、炒麦芽、焦神曲各 15g。

煎服法：15 剂，水煎服，每日 1 剂。制附子和其他药物分开浸泡，制附子先煎 1 小时后再加其他药。头煎、二煎共取中药汁 400mL，分两次服药，每次服 200mL，即上午 10 时，下午 4 时服药。

2017 年 3 月 7 日二诊： 患者服上方后体力明显恢复，双下肢肿胀明显减轻。患者和家属非常高兴，说没有想到中药效果这么好。嘱按上方继续服用。30 剂，煎服法同上。

2017 年 6 月 20 日三诊： 患者服药后体力基本恢复正常，双下肢肿胀进一步减轻，食欲较前增加，就是夜里稍有失眠，眼涩想睡又睡不着。上方制附子减至 6g，肉桂减至 6g，车前子减至 9g，加炒酸枣仁 30g，百合 30g。30 剂，煎服法同上。

2017 年 9 月 19 日四诊： 患者双下肢基本恢复正常，有时腰酸，走路多或累着下肢会有轻度肿胀的情况，其他均正常；舌质淡红，苔薄白，脉沉。最近复查结果，CA125：8.78（正常）；彩超提示：脂肪肝，胆囊壁毛糙，左肾囊肿，子宫切除术后，盆腔未见明显占位性病变；血常规检查均正常。嘱患者按上方继续服用。

2017 年 10 月 24 日五诊： 患者精神、饮食均好，可以做家务，偶尔劳累时腿有点硬，入睡困难，大、小便均正常；舌质淡红，苔薄白，脉沉有力。

调整方药为： 熟地黄 15g，山茱萸肉 12g，山药 30g，泽泻 12g，牡丹皮 3g，茯苓 15g，桂枝 6g，桑寄生 30g，川牛膝 15g，木瓜 15g，鸡血藤 30g，炒酸枣仁 30g，百合 30g。30 剂，煎服法同上。嘱患者间断服用上方。

按语

该患者因不规则阴道出血，及时就诊于郑州大学某附属医院，完善各项检查，明确诊断为子宫内膜癌并及时手术治疗。术后因淋巴结清扫导致下肢淋巴液回流受阻，出现严重的下肢肿胀，影响生活质量，寻求中医中药治疗。

妇科肿瘤术后、放疗后出现下肢水肿是临床上常见的症状，严重影响患者身体的恢复和生活质量。现代医学认为主要是淋巴回流障碍引起。其原因为：①手术清扫盆腔淋巴结后引起的淋巴回流障碍；②放疗引起的淋巴回流障碍。有学者认为手术是淋巴水肿的始发因素，包括根治性子宫切除术和腹股沟、盆腔淋巴结清除术，尤其是后者。放疗能够损坏淋巴系统，导致淋巴水肿，特别是在机体损伤的基础上。手术与放疗结合导致肢体淋巴水肿比单纯手术或单纯放疗都高，且水肿出现的早。目前西医对其尚无确切疗效的药物。

中医把其归属于"水肿"范畴。这类患者水肿的特点，主要是腰以下肢体肿甚。中医认为腰部以下，属肾所主，胞宫所系。手术损及胞宫，毁及经络，致肾虚主水的功能受到影响，水液气化运行失常，水湿壅聚出现腰以下肿。根据患者的情况，主要是尽快缓解手术后双下肢水肿的症状，减轻因此而引发的痛苦，提高其生活质量。该患者平素脾肾亏虚，导致月经量大且间隔时间短，又因湿毒下注，蕴结胞宫出现瘤块。虽经手术切除瘤体，但患者脾肾亏虚的病机并没有改变，又加之手术损伤经络，水道受阻出现了双下肢重度肿胀的情况。选用具有温肾化气、利水消肿的济生肾气丸合五苓散加味。

济生肾气丸出自《张氏医通》，由金匮肾气丸加牛膝、车前子而成。方中附子、肉桂温肾助阳，温化水湿；熟地黄、山茱萸、山药补肾填精，伍附子、桂枝阴中求阳；牡丹皮、茯苓、泽泻健脾渗湿；牛膝补肝肾，强腰膝，引药下行；车前子清利水湿。

五苓散出自《伤寒论》，原为蓄水证而设，由太阳表邪不解，循经传腑，导致膀胱气化不利，而成太阳经腑同病。本方具有显著的利水渗湿，温阳化气的功效。方中泽泻直达肾与膀胱，利水渗湿；猪苓、茯苓淡渗利水；白术健脾化湿；桂枝温阳化气以助利水。两方合用温补脾肾，化湿利水的功效显著增强。在以上基础上加黄芪益气温通、当归补血通经，焦山楂、炒麦芽、焦神曲和胃开胃。患者服后，短期即获良效。待肾阳得补、水湿得化、下肢肿胀逐渐缓解后，减少制附子、肉桂、车前子用量，加桑寄生、木瓜、鸡血藤以补肝肾，化湿气，补血通络。患者目前精神、饮食、睡眠均好，两下肢基本恢复正常，劳累后仍会出现轻度肿胀，休息后好转。仍坚持间断服中药调理。

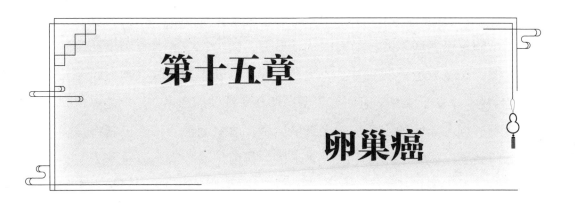

第一节 ※ 概　述

　　卵巢癌是指生长在卵巢上的恶性肿瘤，是常见的妇科恶性肿瘤。
2021年世界卫生组织国际癌症研究机构发布《2020全球癌症报告》显示，
2020年全球范围内女性新发癌症病例高达920万例，卵巢癌新发病例
数为31.4万例，占比3.4%；女性癌症死亡病例为440万例，卵巢癌死
亡病例为20.7万例，占比4.7%；卵巢癌在全球女性恶性肿瘤发病和死
因顺位中均居第8位，其中，我国女性卵巢癌发病人数为5.5万例，死
亡病例为3.8万例，居女性恶性肿瘤发病率第10位，死亡率第9位。

　　卵巢癌最重要的危险因素是卵巢癌的家族史，尤其是一级亲属患
有卵巢癌，则风险更高，遗传性因素是至今为止最肯定也是最主要的
危险因素，此外，妇科炎症、滑石粉、吸烟、肥胖、高脂饮食、月经
期小于等于4日、初潮年龄早、痛经等为卵巢癌危险因素，妊娠、母

乳喂养、口服避孕药、输卵管结扎、子宫切除术等为卵巢癌保护性因素。

卵巢癌发病隐匿，早期症状不典型，缺少有效的普查和早期诊断方法，大多数患者发现时已为晚期，晚期诊断率达70%，预后较差，5年生存率低于45%。有研究表明，卵巢恶性肿瘤如果在早期能够得到诊断，将会降低其死亡率。提高早诊率，建立完善的筛查机制将是降低卵巢癌发病率、死亡率的重要举措。目前的治疗方案以手术为主，辅以铂类＋紫杉醇类联合的标准化疗，还包括以PRAP抑制剂为主的靶向治疗、免疫治疗等。近些年，中医药与手术或放疗、化疗联合治疗卵巢癌的应用越来越多，中医药介入可以明显提高患者生活质量，在恶性肿瘤的治疗上发挥了明显作用。

卵巢癌属中医"癥瘕""肠覃""石瘕"等范畴。《灵枢·水胀》中记载："癖而内着，恶气乃起，息肉乃生，其始生也，大如鸡卵，稍以益大，至其成，如怀子之状，久者离岁，按之则坚，推至则移，月事以时下，此其候也。"巢元方《诸病源候论》记载："若积引岁月，人即柴瘦，腹转大，遂致死。"宋·陈自明在《妇人大全良方》中提出："夫妇人疝瘕之病者……此为妇人胞中绝伤有恶血，久则结成瘕也。"至于其病因病机，《素问》有"阳化气，阴成形"，《校注妇人良方》："妇人腹中瘀血者……久而不消，则为积聚癥瘕矣。"《医宗金鉴》将诸多妇科肿物按照其病因病机分为一类，谓之"癥瘕积痞疢癖疝诸证"。中医认为，形成卵巢癌的病因病机主要是饮食不节，生活不规律，加之压力过大，长期处于高度紧张状态，情志不得舒畅。诸多因素相合，脏腑功能失调，以肝、脾、肾三脏为重。肾不温化则水邪泛滥，脾虚失运则痰浊内生，肝郁不舒则气滞血阻，以致痰瘀互结，湿浊蕴中，瘀毒不化，阴寒积聚，结于少腹，发为此病。

第二节 ✕ 116 例卵巢癌基本情况分析

笔者从"肿瘤临床诊疗与患者管理一体化平台"系统中整理出自 2018 年 1 月至 2021 年 12 月于河南中医药大学第一附属医院门诊及河南中医药大学第三附属医院门诊就诊的卵巢癌患者共 116 例，累计就诊频次 445 次。就诊患者年龄最小的 14 岁，最大的 78 岁（6 例患者年龄数据丢失），年龄在 51~60 岁的人数最多，为 33 例，占比 30.00%；41~50 岁，为 29 例，占比 26.36%；61~70 岁，为 24 例，占比 21.82%。116 例患者中因放疗、化疗后不良反应前来就诊者最多，有 78 例，占比 67.24%；术后欲中药调理，维持巩固，预防复发者有 35 例，占比 30.17%；其他 3 例，占比 2.59%。

116 例患者中，71 例门诊登记时未记录详细病理类型，登记明确病理类型者有 45 例，其中卵巢浆液性癌 33 例，占比 73.33%；卵巢黏液性癌 5 例，占比 11.11%；透明细胞癌 3 例，占比 6.67%；生殖细胞肿瘤 3 例，占比 6.67%；子宫内膜样癌 1 例，占比 2.22%。

第三节 ✕ 常用处方分析

经笔者统计整理后，卵巢癌患者在门诊治疗中共计使用 91 个处方，累计使用频次为 621 次。使用频率高的前 10 位方剂排序如表 14 所示。

表 14　使用频率高的前 10 位方剂

排序	方剂	频数	频率（%）
1	当归芍药散	60	13.48
2	五积散	44	9.89

排序	方剂	频数	频率（%）
3	薯蓣丸	34	7.64
4	薏苡附子败酱散	28	6.29
5	镇静安神颗粒	26	5.84
6	大效紫菀丸	25	5.62
7	桃核承气汤	25	5.62
8	八珍汤	22	4.94
9	桂枝茯苓丸	20	4.49
10	十全大补汤	19	4.27

一、当归芍药散

⊕ **方剂出处** 《金匮要略》

⊕ **原文记载**

《金匮要略·妇人妊娠病脉证并治第二十》："妇人怀妊，腹中疗痛，当归芍药散主之。"

《金匮要略·妇人杂病脉证并治第二十二》："妇人腹中诸疾痛，当归芍药散主之。"

《岳美中医案集》："此方之证，腹中挛急而痛，或上迫心下及胸，或小便有不利，痛时或不能俯仰。腹诊：脐旁拘挛疼痛，有的推右则移于左，推左则移于右，腹中如有物而非块，属血与水停滞。方中芎、归、芍药和血舒肝，益血之虚；苓、术、泽泻运脾胜湿，除水之气。方中多用芍药，芍药专主拘挛，取其缓解腹中急痛。合用之，既疏瘀滞之血，又散郁蓄之水。服后小便或如血色，大便或有下水者，系药中病，是佳兆，应坚持多服之。"

《金匮要略论注》："痛者，绵绵而痛，不若寒疝之绞痛，血气之刺痛也。乃正气不足，使阴得乘阳，而水气胜土，脾郁不伸，郁而求伸，土气不调，则痛而绵绵矣。故以归、芍养血，苓、术扶脾，泽泻泻其有余之旧水，芎畅其欲遂之血气。不用黄芩，痛因虚则稍挟寒也。然不用热药，原非大寒，正气充则微寒自去耳。"

方剂组成

当归 30g，芍药 12g，茯苓 30g，白术 12g，泽泻 12g，川芎 12g。

⊕ 适用证候

卵巢癌属肝郁脾虚证。症见腹中拘急，绵绵作痛，心情抑郁，闷闷不乐，胁肋不适，伴见食少倦怠，便溏，舌淡等。

⊕ 加减应用

腹痛者，加延胡索行气止痛；积块明显者，加三棱、莪术、鸡内金等软坚散结。

二、五积散

⊕ 方剂出处 《太平惠民和剂局方》

⊕ 原文记载

《太平惠民和剂局方·卷二》："五积散，调中顺气，除风冷，化痰饮。治脾胃宿冷，腹胁胀痛，胸膈停痰，呕逆恶心，或外感风寒，内伤生冷，心腹痞闷，头目昏痛，肩背拘急，肢体怠惰，寒热往来，饮食不进，及妇人血气不调，心腹撮痛，经候不匀，或闭不通，并宜服之。"

《温病条辨·卷五》："若饱闷呕恶，腹满胀痛者，此败血冲胃，五积散或平胃加姜、桂。"

《景岳全书》："不问脉之浮沉大小，但指下无力，重按全无，便是阴脉，不可与凉药，服之必死，急与五积散通解表里之寒，甚者必须加姜附以温之。"

方剂组成

麻黄 9g，枳壳 15g，苍术 12g，当归 30g，肉桂 9g，川芎 12g，白芍 12g，干姜 9g，桔梗 12g，厚朴 15g，甘草 6g，茯苓 30g，清半夏 12g，陈皮 12g，白芷 9g。

⊕ **适用证候**

卵巢癌患者属气、血、痰、湿郁结证。症见妇人气血不调，痰湿内蕴，腹中积块，腹胁胀痛，胸膈停痰，呕逆恶心，肢体怠惰，饮食不进，舌淡暗，苔有瘀斑，脉弦涩。

⊕ **加减应用**

恶心者，加姜竹茹、生姜降逆止呕；气滞胀痛者，加柴胡、鸡血藤活血行气；乏力者，加党参、黄芪益气健脾。

三、薯蓣丸

⊕ **方剂出处** 《金匮要略》

⊕ **原文记载**

《金匮要略·血痹虚劳病脉证并治第六》："虚劳诸不足，风气百疾，薯蓣丸主之。"

《太平惠民和剂局方·卷五》："诸虚百损，五劳七伤，肢体沉重，骨节酸疼，心中烦悸，唇口干燥，面体少色，情思不乐，咳嗽喘乏，伤血动气，夜多异梦，盗汗失精，腰背强痛，脐腹弦急，嗜卧少气，喜惊多忘，饮食减少，肌肉瘦瘁。又治风虚，头目眩晕，心神不宁，及病后气不复常，渐成劳损。久服补诸不足，愈风气百疾。"

《旧唐书·张文仲传》："张文仲，洛州洛阳人也……文仲集当时名医，共撰疗风气诸方……风状百二十四，气状八十。"

方剂组成

山药 30g，太子参 15g，茯苓 15g，白术 12g，当归 30g，炒白芍 12g，熟地黄 30g，川芎 12g，桂枝 12g，防风 6g，柴胡 6g，干姜 6g，炒杏仁 12g，桔梗 10g，白蔹 6g，麦门冬 30g，炒神曲 15g，炙甘草 9g。

⊕ 适用证候

卵巢癌患者术后正气大伤，属气血两虚型。症见体瘦，形疲面萎，咳嗽痰少、白黏痰，畏寒，多汗恶风，偶有低热，神倦乏力，自觉口中无味，纳差，大便稀溏等。

⊕ 加减应用

恶风寒重者，加附子、细辛、菟丝子、肉桂等温摄下元；食欲减退者，加炒山楂、炒麦芽健脾开胃；汗多者，加浮小麦、煅牡蛎固表止汗。

四、薏苡附子败酱散

⊕ 方剂出处 《伤寒论》

⊕ 原文记载

《伤寒论》："肠痈之为病，其身甲错，腹皮急，按之濡，如肿状，腹无积聚，身无热，脉数，此为肠内有痈脓，薏苡附子败酱散主之。"

《张氏医通》："用薏苡附子败酱散……即内经肾移寒于脾。则为痈脓是也。"

《医宗金鉴》："系肠内阴冷。"

方剂组成

制附子 9g（先煎），败酱草 30g，薏苡仁 30g。

⊕ 适用证候

卵巢癌患者属阳虚内积证。症见腹痛隐隐，或伴腹腔内转移，腹部冷痛，腹皮绷紧，身热不显，肌肤甲错，舌淡有瘀斑、苔白，脉沉。

⊕ 加减应用

本方药少力专，多合方使用。

五、镇静安神颗粒

⊕ 方剂出处　自拟方

方剂组成

牡蛎 30g，炒酸枣仁 30g，夜交藤 15g，珍珠母 30g，制远志 15g，灯心草 3g。

⊕ 适用证候

卵巢癌患者伴睡眠障碍属心肝不调、神魂失舍证。症见失眠心烦，焦虑难安，多梦或噩梦缠绕，神疲乏力，纳呆食少，舌淡红或淡暗，脉沉或沉弦。

⊕ 加减应用

梦多者，加龙骨、龙齿镇静安魂；焦虑者，加合欢花、柴胡疏肝解郁。

六、大效紫菀丸

⊕ **方剂出处**　《鸡峰普济方》

⊕ **原文记载**

《鸡峰普济方·卷二十五》："大效紫菀丸：唐明皇帝敕录下臣寮奏过疗小肠难治之疾，脏腑积聚之冷疾，癖气块大如拳掌亦如杯碗，及黄疸病朝起呕吐，上攻心膈，两肋分痛，胀彻连甲，脊痛无休息，常时绕脐，九种心痛，五淋五痔，及胃口闭塞吐逆，饮食积年不消，及妇人断续多年。又疗一切诸风，身体顽麻，不知痒痛，半面浮疼，眼目冷泪，遍身如锥刀所刺，眉毛坠落，面上生疮，游如虫行，莫知所有，或手足烦热，或夜卧不安。疗小儿七十二种风，及二十五种惊痫，男女夜梦鬼交，四肢无力沉重，饮食无味，昏昏似醉，只欲求死，真如鬼魅，终日忧烦不乐，悲啼歌哭，并不依常，月候不调，或多或少，时似有孕。连年羸瘦在床，渐困而致命终。但服此药，无不痊愈。"

方剂组成

紫菀 30g，制附子 9g，干姜 9g，当归 30g，生地黄 30g，人参 10g，白术 12g，肉苁蓉 30g，吴茱萸 3g，肉豆蔻 12g，石菖蒲 30g，麦门冬 30g，槟榔 12g，防风 6g，茯神 30g，柴胡 9g，桔梗 12g，车前子 15g，防己 12g，羌活 30g，川椒 6g，黄连 3g，厚朴 12g，甘草 6g。

⊕ **适用证候**

卵巢癌患者属痰湿瘀结、正虚邪盛证。症见中重度乏力，腹内肿块，腹水，腹痛，怕冷，口干，便溏，舌淡，苔白腻，脉沉。

⊕ **加减应用**

血象低者，加黄芪、女贞子、黄精养血填精；湿毒内盛者，加半枝莲、白花蛇舌草、土茯苓解毒利湿。

七、桃核承气汤

⊕ **方剂出处**　《伤寒论》

⊕ **原文记载**

《伤寒论》："太阳病不解，热结膀胱，其人如狂，血自下，下者愈。其外不解者，当先解其外；外解已，但少腹急结者，乃可攻之，宜桃核承气汤。"

《温热经纬·卷三》："夏月热久入血，最多蓄血一证，（徐云：历练之言。）谵语昏狂，看法以小便清长，大便必黑为是，桃核承气汤（八十八）为要药。"

方剂组成

大黄 5g，芒硝 3g（冲服），桂枝 15g，桃仁 12g，甘草 6g。

⊕ **适用证候**

卵巢癌患者属下焦蓄血证。症见少腹疼痛、胀满，皮肤较硬，皮温不高，夜间发热，心烦意乱，小便自利，大便干结，舌红有瘀斑，苔薄，脉沉弦。

⊕ **加减应用**

大便干结者，加麻子仁、肉苁蓉润肠通便；瘀结重者，加红花、水蛭、泽兰等化瘀利水。

八、八珍汤

⊕ **方剂出处** 《瑞竹堂经验方》

⊕ **原文记载**

《瑞竹堂经验方·卷四》："脐腹疼痛，全不思食，脏腑怯弱，泄泻，小腹坚痛，时作寒热。"

《医方考·卷三》："血气俱虚者，此方主之。人之身，气血而已。气者百骸之父，血者百骸之母，不可使其失养者也。是方也，人参、白术、茯苓、甘草，甘温之品也，所以补气。当归、川芎、芍药、地黄，质润之品也，所以补血。气旺则百骸资之以生，血旺则百骸资之以养。形体既充，则百邪不入，故人乐有药饵焉。"

方剂组成

人参 15g（或党参 30~60g），白术 15g，茯苓 30g，当归 30g，川芎 12g，白芍 12g，熟地黄 30g，炙甘草 9g。

⊕ **适用证候**

卵巢癌患者属气血两虚证。症见手术后气血大伤，正气大虚，消瘦明显，面色苍白，头晕目眩，四肢倦怠，气短懒言，纳食减少；或化疗后骨髓抑制严重，乏力，血象较低；或舌淡苔薄白，脉细弱或虚大无力。

⊕ **加减应用**

乏力者，加太子参、黄芪健脾益气；血虚者，加阿胶、鹿角胶养血补虚；纳差者，加砂仁、焦三仙行气健脾开胃。

九、桂枝茯苓丸

⊕ **方剂出处**　《金匮要略》

⊕ **原文记载**

《金匮要略·妇人妊娠病脉证并治第二十》："妇人宿有癥病，经断未及三月，而得漏下不止，胎动在脐上者，为癥痼，害。妊娠六月动者，前三月经水利时，胎。下血者，后断三月，怀也。所以血不止者，其癥不去故也，当下其癥，桂枝茯苓丸主之。"

《三因极一病证方论·卷十七》："桂枝茯苓丸：妇人宿有癥病，经断未及三月，而得漏下不止，胎动在脐上者，为癥痼，害。妊娠六月动者，前三月经水利时，胎。下血者，后断三月，怀也。所以血不止者，其癥不去故也，当下其癥，桂枝茯苓丸主之。"

方剂组成

桂枝 15g，茯苓 30g，牡丹皮 6g，桃仁 15g，赤芍 15g。

⊕ **适用证候**

卵巢癌患者属痰瘀互结。症见少腹肿块，行经腹痛，身有微热，二便尚调，舌淡暗有瘀斑，脉弦细涩。

⊕ **加减应用**

瘀结重者，加三棱、莪术、水蛭化瘀散结；腹痛者，加延胡索、醋香附理气止痛。

十、十全大补汤

⊕ **方剂出处**　《太平惠民和剂局方》

⊕ 原文记载

《太平惠民和剂局方》："男子、妇人诸虚不足，五劳七伤，不进饮食，久病虚损，时发潮热，气攻骨脊，拘急疼痛，夜梦遗精，面色萎黄，脚膝无力，一切病后气不如旧，忧愁思虑伤动血气，喘嗽中满，脾肾气弱，五心烦闷，并皆治之。此药性温不热，平补有效，养气育神，醒脾止渴，顺正辟邪，温暖脾肾，其效不可具述。"

《成方便读》："八珍并补气血之功，固无论矣。而又加黄芪助正气以益卫，肉桂温血脉而和营，且各药得温养之力，则补性愈足，见效愈多。非唯阳虚可温，即阴虚者亦可温，以无阳则阴无以生，故一切有形之物，皆属于阴，莫不生于春夏而杀于秋冬也。凡遇人之真阴亏损，欲成痨瘵等证，总宜以甘温之品收效。或虚之甚者，即炮姜、肉桂，亦可加于大队补药之中，自有神效。若仅以苦寒柔静，一切滋润之药，久久服之，不特阴不能生，而阳和生气，日渐丧亡，不至阳气同归于尽不止耳。每记为人治阴虚内热一证，屡用甘寒润静之剂，而热仍不退，于原方中加入炮姜五分，其热顿退，神乎其神，因录之以助学者之参悟。"

方剂组成

黄芪 30~60g，肉桂 9g，人参 15g（或党参 30~60g），当归 30g，川芎 12g，白芍 15g，熟地黄 30g，白术 12g，茯苓 30g，炙甘草 6g。

⊕ 适用证候

卵巢癌患者术后属气血两虚证。症见久病或术后体虚，重度乏力，饮食减少，脚膝无力，面色萎黄，精神倦怠，舌淡苔薄，脉沉弱。

⊕ **加减应用**

纳差，可去熟地黄，加炒山楂、焦六曲、砂仁、豆蔻等行气开胃；肢冷形寒，加重肉桂剂量，或加附子温补真元。

第四节 ※ 临床诊治心悟

现代医学的手术、放疗、化疗等治疗手段能在短时间内控制病情的发展，但存在治疗后复发率较高、副反应等很大的弊端。笔者在临床上接诊的卵巢癌患者大部分都是晚期，均是经手术、放疗、化疗后治疗失败或因上述治疗造成的诸多副作用。对这些患者采用中医中药的方法能有效减轻患者的痛苦，提高其生活质量，延长生存期。因此笔者提出在手术、放疗、化疗期间配合中药治疗，不仅可提高患者身体的耐受力，减轻其对身体的伤害，还能有效提高手术、放疗、化疗的疗效，为患者争取更长的生存时间。现将笔者临床诊治卵巢癌的心得体会与同道共享。

一、疏肝健脾益肾是治疗大法

本病直接病位在胞宫两侧，属肾所主，与肝、脾密切相关，病本为肝、脾、肾三脏失调或虚弱。卵巢主宰女性生殖功能，"肾主生殖"，中医将其作用归属于肾的功能。肾为先天之本，"邪之所凑，其气必虚"，以肾气不足为先，后因寒气外邪从阴户直入，胞宫受邪，闭塞不通，气机不畅，痰停寒聚，恶血内生，留滞胞宫两侧，凝结成块，发为本病。脾为后天之本，先后天互相资生，脾虚则气血生化无源，湿邪内生。肾精血失调，肝木失养，疏泄失职，气机运行不利，出现气滞水阻，痰瘀互结。故临床治疗时以调补肝、脾、肾为主，扶正之法亦以健脾益肾为根本。选用药物亦多入肝、脾、肾三脏，如党参、制附子、当归、山药、芍药等，常用方剂如薯蓣丸、八珍汤、十全大补汤等。

二、明辨标本虚实兼顾是关键

寒凝、水饮、瘀血、痰浊等病理因素在卵巢癌的发病中起着重要作用，寒凝气滞，瘀阻不通，瘀水互结，痰浊聚集，进一步耗伤气血，针对此等邪实，视其偏颇侧重之不同，可采用温阳利水、活血化瘀、祛湿化痰、消导理气之法。病痰饮者当以温药化之，用药以微温为宜，使阳气生发，寒痰消散，痰、湿、瘀血因寒而聚，相互胶结，寒主收引，主凝滞，易加重病情，故少用苦寒之品，临床常用方药如当归芍药、薏苡附子败酱散、桃核承气汤、桂枝茯苓丸散等，均从温阳活血祛瘀行气等方向出发。临证时辨别标本，急则治其标，缓则治之气本，补虚时不忘祛邪，祛邪时勿忘扶正。

三、中西结合优势互补不可偏

中西医在卵巢癌的治疗方面各有优势和不足，中医在整体调整，缓解症状，提高患者生活质量方面优于西医；西医手术、放疗、化疗在短期治疗局部病灶方面优于中医。临证时需根据患者的年龄、体质、有无其他基础疾病等制订中西医结合方案。把两者的优势结合起来，不可偏废。笔者目前所接诊的卵巢癌患者大部分是经过手术、化疗，因治疗后副作用过大或耐药后复发，寻求中医治疗，此时中医介入虽然可以缓解症状，提高其生活质量，但是相当多的患者因正气衰竭、脾胃之气败绝，给中医药留下的治疗时间太少了。如果中医能在疾病发现之初，手术前后即用中药扶正，化疗时用中药顾护脾胃等，则可明显提高治疗效果。对于年高体弱，不耐手术者，可口服西药低剂量化疗，加上中药扶助正气，祛湿解毒，化痰散结，也能极大地减轻患者痛苦，提高患者生活质量，延长生存期。

诊治卵巢癌医案

李某某，女，生于1953年，家住周口市郸城县。2017年7月患者无意中发现小腹部有个包块，面对这个突如其来的包块，精神非常紧张。患者立即去乡卫生院做超声检查，医生说盆腔有个肿物，具体是什么性质的肿物，医生因诊疗条件有限，不能进一步检查，他们也不清楚，让患者去县医院详细检查一下。患者在家人的陪同下，来到郸城县某医院就诊，复查彩超提示子宫肌瘤，伴有少量盆腔积液，但左侧附件区有一低回声包块，怀疑是恶性肿瘤。当患者得知可能患癌症时，特别恐慌。患者之前从未出现任何不适，怎么突然间就得癌症了。在其家人的宽慰下，患者决定好好配合治疗，并在2017年7月14日在郸城县某医院行"子宫全切术＋双侧附件切除术＋阑尾切除术"，术后病理诊断：卵巢浆液性癌。医生建议患者术后进行化疗，以防止复发转移。

化疗期间，患者出现严重的腹痛，恶心呕吐，食欲下降，乏力，头晕目眩，迅速消瘦，自我感觉整个人已经支撑不下去了。患者家人特别着急，四处打听，决定寻求中医中药治疗。

2017年10月31日初诊：患者主要症状是左侧腹部疼痛，严重影响饮食和睡眠，乏力严重，头晕目眩，食欲下降，二便正常；舌质淡白、苔薄，脉弦细。

西医诊断：卵巢浆液性癌术后、化疗后。

中医辨证：肝脾不和、气血亏虚、气机阻滞。

治法：疏肝健脾、益气养血，缓急止痛。

方名：	当归芍药散加味。
处方：	当归30g，白芍30g，炒白术30g，茯苓15g，泽泻12g，川芎12g，炙甘草15g，延胡索15g，炒麦芽15g。
煎服法：	15剂，水煎服，每日1剂。每剂头煎、二煎共取药汁400mL，混合后分2次服，即上午10时，下午4时服药，每次200mL。

2017年11月16日二诊：服上方后腹痛明显好转，食欲增加，睡眠好转，腹疼减轻后心情也轻松一些，但经常头晕，活动后头晕加重，二便正常；舌质淡，苔薄，脉弦细。

调整方药为：上方加太子参30g，鸡血藤30g，天麻15g，葛根15g，川芎12g。30剂。煎服法同前。

2018年1月30日三诊：腹痛基本消失，头晕明显好转，自觉体质较前有很大进步，饮食恢复正常；舌质淡红，苔薄白，脉沉。

嘱患者按照二诊方继续服用30剂，巩固疗效，无不适时可以停药观察。加强饮食调理，定期复查。

按语

该患者因腹部包块就诊，确诊卵巢浆液性癌后立即行手术治疗，后因化疗过程中出现严重腹痛，寻求中医药治疗。

卵巢癌确诊后，现代医学采用手术切除和化疗预防复发，是必须且疗效也是确定的。但手术和化疗对身体、脏腑的损伤也很明显，尤其是化疗对脾胃功能有较大的影响。肝失条达，气机不畅，气滞则血瘀；脾虚失运，则水湿内生；血瘀湿聚，气机不通，不通则痛，出现腹部的严重疼痛，因痛又引发诸多不适。治疗原则宜疏肝健脾和中、益气养血止痛，选用当归芍药散加味治之。

当归芍药散出自《金匮要略》，主治"妇人怀娠，腹中绞痛"，以及妇人杂病"腹中诸疾痛"，由当归、芍药、川芎、白术、茯苓、泽泻组成。方中当归甘补辛散，苦泄温通，质润而不腻，有养血活血之力；白芍味苦甘而酸，性微寒而柔润，主入肝经，功专养血柔肝，能敛肝气，护肝阴，而令气不妄行；川芎辛温而燥，善于行走，有活血行气之效；白术甘苦而温燥，主入脾经，功专健脾燥湿，助脾胃之健运，以促生化之源，使气血充盛而诸疾无从以生；茯苓甘淡而平，淡渗利湿，且能补脾益心；泽泻甘淡而寒，淡能渗湿，寒能清热，功能泻肾经之火，利膀胱之湿。白芍养肝血敛肝阴以藏之，白术益脾气助脾阳以运之，二药相伍，一阴一阳，刚柔相济，取得柔肝健脾之功；当归配伍川芎，活血、养血、行血三者并举，且润燥相济，当归之润可制川芎辛燥，川芎辛燥又防当归之腻，使祛瘀而不耗伤气血，养血而免致血壅气滞，共奏活血祛瘀、养血和血之功。泽泻得茯苓，利水无伤脾气；茯苓得泽泻，利水除湿之功倍增，二药合用，脾运湿化，水道通调，利水渗湿之效颇佳。纵观全方，肝脾并调，气血兼顾，养血行滞，健脾除湿，祛瘀生新，寓攻于补。为加强止痛之力，加用炙甘草，和芍药形成芍药甘草汤缓急止痛；加延胡索以温中活血止痛；加炒麦芽以和中健胃止痛。

在以后随诊过程中，患者腹痛虽好转，但头晕、乏力症状仍在，辨证属于气血亏虚、不能上荣清窍所致，因此，治疗时不仅重用太子参、川芎等益气养血的药物，还选用天麻、葛根等升阳之品，以载药上行，使气血上荣脑窍。患者服用后症状明显缓解，身体逐渐恢复正常。